DIE

MAGNET-OPERATION

IN DER

AUGENHEILKUNDE.

NACH EIGENEN ERFAHRUNGEN DARGESTELLT

VON

PROF. DR. J. HIRSCHBERG,
GEH. MED.-RATH IN BERLIN.

ZWEITE, VOLLSTÄNDIG NEU BEARBEITETE AUFLAGE.

MIT 30 ABBILDUNGEN IM TEXT.

LEIPZIG,
VERLAG VON VEIT & COMP.
1899.

Druck von Metzger & Wittig in Leipzig.

DER KÖNIGLICHEN AKADEMIE
DER MEDIZIN UND CHIRURGIE ZU BARCELONA

GEWIDMET

VON

IHREM CORRESPONDIRENDEN MITGLIED
J. HIRSCHBERG.

Vorwort zur ersten Auflage.

Die kleine Schrift, welche ich dem ärztlichen Publicum vorlege, verfolgt eine rein praktische Richtung. Die Zahl von 33 Magnet-Operationen, die ich selber in etwa 5 Jahren ausgeführt, zum grossen Theil mit eclatantem Erfolge, auch für dauernde Erhaltung der Sehkraft des verletzten Auges, beweist denn doch, wie mir scheint, dass dieses Gebiet der Ophthalmochirurgie, welches bisher in den Lehrbüchern fast ganz mit Stillschweigen übergangen worden und vorläufig erst in dem poetischen Stil der Inaugural-Dissertationen gepriesen wird, mehr als eine blosse Curiosität darstellt, nämlich einen der wichtigsten Theile unserer Thätigkeit, welcher besonders jenen zu Gute kommt, die für uns die schwere und nothwendige Arbeit der modernen Industrie zu leisten haben, und für deren Wohlergehen gerade jetzt in unserem Vaterlande mit der Regierung die verschiedensten Stände des Volkes im edelsten Wetteifer zu wirken bemüht sind.

Berlin, April 1885.

Der Verfasser.

Vorwort zur zweiten Auflage.

Die wachsende Erfahrung auf dem Gebiet der Magnet-Operation und die Verbesserung unsrer Werkzeuge macht eine neue Darstellung nothwendig. Noch immer beobachtet man, dass durch Eindringen von Eisensplittern Augen zu Grunde gehen, von denen die Mehrzahl durch passenden und geschickten Eingriff hätte gerettet werden können. Aber feste Grundsätze sind auf diesem Gebiet nothwendig, um gute Erfolge zu erzielen. Die Regeln, welche ich 1885 und 1890 (A. f. O., XXXVI, 3) aufgestellt, bedürfen einiger Verbesserung und namentlich der Erweiterung, da wir heutzutage auch schwierigere Fälle, die ein vorsichtiger Arzt früher unberührt liess, glücklich und mit dauernder Erhaltung der Sehkraft von dem Eisensplitter zu befreien im Stande sind.

Mehr als zweihundert[1] genau verzeichnete Kranken-Geschichten über die von mir selber ausgeführten Magnet-Operationen bilden die Grundlage meiner Auseinandersetzungen.[2]

Dass es heute noch grosse Anstalten und berühmte Fachgenossen giebt, die keinen Electro-Magneten besitzen; oder, wenn sie ihn besitzen, ihn doch nicht richtig anwenden; oder, wenn sie ihn anwenden, niemals Erfolge erzielen, — das berührt mich nicht im mindesten. Ich schreibe für diejenigen, welche sich überzeugen lassen wollen, welche geneigt sind, die Beweis-Stücke zu prüfen: und das ist zum Glück die grosse Mehrzahl der Fachgenossen, welche unser herrliches Gebiet der Augenheilkunde bearbeiten.

Berlin, Januar 1899.

Der Verfasser.

[1] 221, nach der sorgfältigen Zusammenstellung, die Hr. College Dr. Spiro angefertigt hat.

[2] Auf fremde Operationen gehe ich dies Mal gar nicht ein, noch weniger auf Polemik. Das fremde Verdienst habe ich in der geschichtlichen Einleitung gewürdigt.

Inhalt.

Erster Abschnitt.

1. Geschichte der Magnet-Operation.

1. Die chirurgische Magnet-Anwendung ist nahezu zwei Tausend Jahre alt. Der in der alten Sanskrit-Sprache verfasste, wohl aus dem Anfang unsrer Zeitrechnung herrührende Ayur-Veda[1] des SUÇRUTA enthält (I, 27) den folgenden Satz: „Eine (eiserne) Pfeilspitze, welche in Richtung der Fasern der Gewebe liegt, nicht fest eingebettet ist, keine Widerhaken (Ohren) besitzt, und mit einer weiten Oeffnung in der Haut, kann ausgezogen werden mit dem Magnet-Eisenstein." In der ganzen Literatur der Griechen und der Römer findet sich kein Wort über die Magnet-Operation.

2. Die Magnet-Operation am Auge ist ein Vierteljahrtausend alt. Unser Landsmann WILHELM FABRY[2] aus Hilden bei Cöln hat bekanntlich zuerst, auf den Rath seiner (ärztlich gebildeten) Frau, mit dem Magnet-Stein einen kleinen Eisensplitter aus den oberflächlichen Schichten der Hornhaut entfernt.

3. Aus dem Augen-Inneren, durch die Wunde der Lederhaut, wurde zuerst vor einem halben Jahrhundert von unserem Landsmann Dr. MEYER[3] in Minden ein Eisenstück mit Hilfe eines 30 Pfund tragenden Riesen-Magneten erfolgreich herausgeholt.

---

[1] Vgl. meine Geschichte d. Augenheilk. im Alterthum, Leipzig 1899, § 23 und § 16.

[2] Fabricii Hildani Opera, observ. & curat. Francofurti 1656, centur. V, obs. 21. En uxor mea remedium longe aptissimum excogitat . . . . magnetem oculo, quam proxime aeger id sufferre potuit, admovet . . scoria ex oculo nobis omnibus videntibus prosiliit.

[3] Med. Z. v. V. f. Heilk. in Preussen, 1842, 11. Vgl. die Kr. des Auges von HIMLY, Berlin 1842, II, 95.

4. Aus dem Glaskörper, durch Einschnitt der Umhüllungshäute des Augapfels (Aequatorial-Schnitt), hat vor einem Vierteljahrhundert zuerst M'c KEOWN[1] in Belfast einen Eisensplitter mit einem Stab-Magneten herausgezogen.

5. Ich selber machte zuerst 1875 einen vergeblichen Versuch, verfertigte darauf[2] 1877 einen brauchbaren Electro-Magneten, mit dem ich 1879 einen schwierigen Fall erfolgreich operirte. (Aus dem Glaskörper, mittelst Meridional-Schnitts.)

Seit dieser Zeit beginnt eine reiche Literatur[3] des Gegenstandes. In der ersten Auflage dieses Buchs (1885) habe ich, auf Grund von 33 eignen Magnet-Operationen, die Anzeigen und Verfahrungsweisen für alle wichtigen Fälle aufgestellt.

6. Im Jahre 1892 nahm HAAB in Zürich[4] den Versuch MEYER's (vom Jahre 1842) mit dem Riesen-Magneten wieder auf und verfertigte 1894 einen neuen der Art, mit dem er zahlreiche Fälle operirte;[5] namentlich auch, nach dem von M. KNIES[6] 1881 angegebenen Verfahren, Splitter aus der Tiefe des Auges nach vorn, hinter die Iris, zog, von wo sie leicht und gefahrlos entfernt werden konnten. Neben guten Erfolgen wurden auch etliche Misserfolge des Riesen-Magneten veröffentlicht.

Auch SCHLÖSSER[7] in München hat 1893 einen Riesen-Magneten verfertigt, den ich, nach eigener Erfahrung, mehr empfehlen kann, als den von HAAB, da er praktisch wohl dasselbe leistet, aber frei ist von erheblicheren Gefahren.

7. Die Versuche, welche mein Schüler RÜTER (1880), POOLEY (1880), L. GÉRARD (1890) angestellt, um die Schwingung der Magnet-

[1] Brit. med. J. 1874, S. 800 und 1878, S. 644. Dublin Journ. of med. Sciences 1876. I, 201—210.

[2] Mit Hilfe des Hrn. P. DÖRFFEL (Berlin, Unter den Linden 44). Von dort und von Hrn. WINDLER (Berlin, Dorotheenstr. 3) ist der Magnet für 40 Mark zu beziehen.

[3] Vgl. die Literatur-Uebersicht am Schluss des Buches.

[4] Wie schon v. ROTHMUND 1873 und Mc HARDY 1877.

[5] Bericht der Heidelberger Ophthalmologen-Gesellschaft für 1892, S. 162. Beitr. z. Augenheilk. von Prof. DEUTSCHMANN, Heft XIII, 1894.

[6] Klin. Monatsbl. f. A., Jan. 1881; C.-Bl. f. A. 1881, S. 30.

[7] Bericht der Heidelberger Ophthalmologen-Gesellschaft für 1893, S. 153. SCHLÖSSER's Magnet ist für 100 Mark von EDELMANN (München, Nymphenburgerstr. 28) zu beziehen. HAAB's kostet 550 Francs.

Nadel zur Erkennung der Anwesenheit und des Sitzes von Eisensplittern im Augen-Innern zu verwerthen, haben schliesslich in dem Eisenspäher (Sideroskop) von Asmus[1] zu einem befriedigenden Ergebniss geführt.

2. Beispiele der heutigen Magnet-Operation.

Um eine vorläufige Anschauung von der Art unsres Vorgehens zu geben, will ich in Kürze zwei Beispiele der Magnet-Operation voraufschicken.

1. (I)[2] Entfernung eines soeben eingedrungenen Eisensplitters aus der Tiefe des Augen-Innern. Ein klinischer Vortrag, vom 14. Dez. 1898.

M. H. Vor 6 Tagen, am 8. XII. 1898, waren Sie Zeugen einer dramatischen Scene. Hinein stürmte in die Vorlesung, um 12 1/2 Uhr, ein jugendlicher (24jähr.) hochgewachsener Schmied mit verbundenem rechten Auge und bat um schleunige Entfernung des Eisensplitters, der ihm, eine Stunde zuvor, beim Hämmern von Stahl auf Stahl, in die Tiefe des Auges gedrungen sei und die Sehkraft zerstört habe. Nach vorsichtiger Abnahme des Verbandes erblickt man sofort dicht oberhalb des Hornhautscheitels, im Saume der Lederhaut, eine haarscharfe, durchbohrende Wunde von 3—4 mm Länge, leicht schräg gestellt, mit einer kleinen Glaskörper-Perle darin. Sofort wird ein neuer Verband aufgelegt und der Verletzte in's Operations-Zimmer genommen. Augenblicklich entwickelt sich hier eine Thätigkeit, wie wenn auf einem Kriegsschiff der Befehl erschallt: „Klar zum Gefecht!“

Nicht blos die zu jeder Augen-Operation nöthigen Maassregeln werden getroffen, wie (1 ‰) Sublimat-Waschung und Abtrocknung von Glas- und Porzellan-Schalen für die Instrumente, das Kochen von (1 %) Soda-Lösung für die letzteren; sondern es wird auch flugs der grosse Magnet, drehbar auf seinem Messing-Fuss, wie eine Schiffs-Kanone, auf seinem Holzgerüst herbeigerollt und klargemacht; ebenso der kleine Magnet, dessen Ansatz-Stücke ausgekocht worden; endlich auch die Skala der dauernd im magnetischen Meridian aufgehängten, diagnostischen Magnet-Nadel durch Anzünden der feststehenden Lampe scharf beleuchtet.

[1] A. f. O. XL, 1, 1894. A. f. A. XXIX, S. 126 u. XXXI, S. 49. Das Sideroskop u. seine Anwendung, Wiesbaden 1898. (88 S.)

[2] Die römischen Ziffern geben die fortlaufenden Nummern der Krankengeschichten dieses Buches.

Da alles in peinlichster Ordnung gehalten ist, — an der Wand befindet sich eine Tafel, worin alle Accumulatoren und Kabel genau bezeichnet sind! — so genügen wenige Minuten.

Inzwischen ist die Diagnose fertig. Der Augenspiegel zeigt nichts in diesem Fall; das Augen-Innere ist voll Blut, die Pupille nicht durchleuchtbar. Auf Röntgen-Strahlen kann man in einem so dringenden Fall, wo das Auge offen, und Eisen in der Tiefe, sich nicht einlassen. Die Magnet-Nadel (Sideroskop) zeigt maximalen Ausschlag, sowie das vorsichtig cocaïnisirte Auge mit dem äusseren-unteren Quadranten der Lederhaut sanft an die Glaskapsel des Apparats gelegt wird; einen etwas geringeren mit dem inneren-unteren Quadranten.

Wenn das Auge frisch durchbohrt ist und einen Eisensplitter in der Tiefe beherbergt, muss man stets versuchen, den Splitter zu holen, aber auf nicht verletzende Weise.

Hier bereiten die Kranken grosse Schwierigkeiten, da sie meist plump und ungeschickt sind. Desto vorsichtiger und geschickter muss der Arzt vorgehen.

Unter sorgsamer und reichlicher Cocaïn-Einträufelung fasst der Arzt den (mit sterilisirter Leinwand-Kappe bedeckten) Kopf des auf dem Stuhl gegenüber der Spitze des grossen Magneten sitzenden Kranken, hält dessen Kopf gegen seine eigne Brust, zieht sanft mit der rechten Hand das Oberlid empor und bringt die Wund-Oeffnung an die (mittelst absolutem Alkohol und sterilisirten Tupfern gereinigte) Spitze des grossen Magneten.

Die Hoffnung, dass der Splitter auf derselben Bahn und durch dieselbe Oeffnung, durch die er eingedrungen war, auch wieder austreten werde, geht leider nicht in Erfüllung. Sie hat auch wenig Wahrscheinlichkeit für sich, da der Splitter, von aussen-oben eindringend, gegen die Innenwand der Lederhaut geprallt ist und nun aussen-unten steckt, entweder im Glaskörper, oder in den Umhüllungs-Häuten: wenigstens ist dies der Schluß, den wir ziehen, auf Grund reicher Erfahrung.

Nach zwei Versuchen der Art, die nichts fördern, wird sofort der zweite Weg beschritten: die Spitze des grossen Magneten aussen-unten an die Lederhaut angelegt, um den innen vielleicht eingepflanzten Fremdkörper beweglich zu machen und gegen die Grenze der Vorderkammer zu ziehen; baucht er die Iris-Peripherie vor, so kann man ihn hinter der Iris emporziehen, über den Pupillenrand gleiten und in die Vorderkammer fallen lassen, von wo er leicht und sicher durch Lanzen-Schnitt am Hornhautrande und Einführung des kleinen Magneten entfernt werden kann.

Beim Anlegen des äusseren-unteren Quadranten der Lederhaut an die stumpfe Spitze des grossen Magneten empfindet der Kranke lebhaften Schmerz, aber der Splitter wird nicht in die Vorderkammer befördert, so genau wir auch die von einem electrischen Lämpchen scharf beleuchtete Iris betrachten.

Jetzt bleibt nur noch die Einführung des kleinen Electro-Magneten, das von mir zuerst beschriebene Verfahren. Der Wundarzt hebt sanft das Oberlid; erweitert, ohne Fixation des Augapfels, die offenbar zu kleine Eingangswunde (nach der Nasenseite zu) mit einem Scheerenschlag durch den Lederhautsaum, wobei nicht einmal das Kammerwasser abfliesst, vollends kein Glaskörper kommt. Die gut gekochte, $2\,^1/_2$ mm dicke, gekrümmte Spitze meines Electro-Magneten (die, mit einem kleinen Accumulator verbunden, bequem 200 g trägt,) wird etwa 2—3 mm tief eingeführt; nach zwei Secunden höre ich einen leisen Klick, ziehe aus und habe den Eisensplitter am Ende des Magneten.

Ich will gleich vorweg bemerken, dass der Splitter pfriemförmig ist, 3 mm lang, $1\,^1/_2$ mm breit, vorn spitz, hinten breit; wie sich später zeigte, von 7 mg Gewicht. Wie wir uns nachträglich überzeugten, war es ein Stück von dem Hammer.

Der Kranke wurde sofort verbunden und in's Bett gebracht. Er hatte nie wieder Schmerz. Die kleine Wunde heilte reizlos. Heute sieht das Auge wie ein gesundes aus; die kleine Wundöffnung ist ganz glatt verheilt, wiewohl noch deutlich sichtbar. Bei vorsichtiger Prüfung giebt der Kranke an, mit dem verletzten Auge ebensogut zu sehen, wie mit dem andren.

Es ist also das schwer verletzte, mit Verlust bedrohte Auge durch rasches, zweckmässiges Eingreifen gerettet worden.

Zusatz. 16. I. 99, vor der Entlassung, S = $^5/_5$, G. F. normal. Aussen-unten leichte Blutung in und an der Netzhaut. — 16. II. 99 war diese beseitigt, der Verletzte nahm wieder die Arbeit auf.

2. (II). Sofortige Entfernung eines in der Netzhaut sitzenden Eisensplitters mittelst des zusamengesetzten Verfahrens.

Ein 18jähriger Schlosser, dem bei mir vom 21.—28. Januar 1894 eine durchbohrende Wunde der Horn- und Lederhaut des rechten Auges (S $^1/_{12}$, grosser Dunkelfleck in der G. F. Mitte,) ganz glücklich geheilt worden war, verletzte am 15. Juni 1897 Nachmittag 4 Uhr dasselbe Auge beim Eisen-Hämmern. Die Sehkraft war gleich fort.

Kommt am 19. Juni 1897 Nachmittags in die Sprechstunde. Das Auge erkennt nur noch Finger in $1^1/_2$ Fuss Entfernung, hat in der Mitte des Gesichtsfeldes einen Dunkelfleck und aussen oben einen Gesichtsfeld-Ausfall bis zu 20°. Das Auge ist mässig gereizt und zeigt am Nasen-Rande der Hornhaut zwei kleine Blutungen der Bindehaut und wohl auch eine verharschte, kaum erkennbare, kleine Wunde der Lederhaut. Glaskörper und Netzhaut voll Blut; innen-unten erscheint dicht vor der Netzhaut ein silberglänzender Streif, offenbar die Bruchfläche eines im Augengrund festhaftenden Splitters. Beim Anlegen des inneren-unteren Quadranten der Lederhaut zeigt das Sideroskop maximalen Ausschlag. Sofort wird alles zur Magnet-Operation hergerichtet, und zwar sowohl mit dem Riesen-Magneten als mit dem kleinen, d. h. zur Eröffnung des Augapfels.

Der Versuch mit dem Riesen-Magneten schien ja nicht sehr aussichtsvoll, wurde aber doch mit grossem Vertrauen fortgetzt, weil der Kranke, beim ersten Anlegen des stumpfen Magnet-Endes innen-unten an die Lederhaut, lebhaften Schmerz empfand. Unter weiterer Cocaïn-Einträufelung wurde das Anlegen an den unteren-inneren Hornhaut-Rand fortgesetzt, wohl ein paar Minuten, bis das Schattenbild eines dunklen Splitters unten hinter der Iris sichtbar wurde. Sofort ergriff ich die Schlosspincette und Lanze, um am unteren Rand der Hornhaut einen Einschnitt zu machen. Inzwischen gelang es meinem ersten Assistenten, Herrn Dr. Kuthe, welcher den Kopf des sitzenden Kranken gegen die stumpfe Spitze des Riesen-Magneten hielt, um den Splitter festzubannen, durch vorsichtiges Abwärtsbewegen des verletzten Auges längs der stumpfen Fläche des Magnet-Endes den Splitter über den unteren Pupillenrand hinüber in die Vorderkammer hineinzuziehen. Hierbei nahm die Pupille zuerst eine bohnenförmige Gestalt an, mit Vorwölbung des unteren Randes, um sogleich, als das Magnet-Ende dem oberen Hornhautrande sich annäherte, die normale Kreisgestalt wieder zu gewinnen.

Mit der mittleren Lanze vollführte ich einen Schnitt von 5 mm längs des unteren Hornhaut-Randes, führte meinen Electro-Magneten mit dem mittleren gekrümmten Endstück ein und holte augenblicklich den Splitter.

Es lässt sich nicht leugnen, dass dies die ideale Operation eines ungewöhnlich schwierigen Falles nach Knies-Haab darstellt. Selbstverständlich vermeide ich den Lederhautschnitt, wo er vermeidbar ist. Schon die Möglichkeit, ohne Betäubung sofort den eben angekommenen Arbeiter zu operiren, ist ein grosser Gewinn; ein noch grösserer, die sichere Heilung eines kleinen Schnittes am Hornhaut-Rande, auch für die Zukunft.

Der Splitter ist flach, viereckig, mit scharfen Kanten, $2^1/_2 \times 1^1/_2$ mm und wiegt 9 mg. Am 20. Juni war die Wunde reizlos geheilt. Am 23. Juni wird schon die Uhr erkannt.

30. Juni 1897: $S = ^1/_2$, das Auge liest feinste Schrift und zeigt einen unbedeutenden Gesichtsfeld-Ausfall aussen oben bis 42°, ausserdem einen kleinen Dunkelfleck nasenwärts vom Fixirpunkt, und sieht wie ein gesundes aus. Mit dem Augenspiegel erkennt man an der Prallstelle eine mässige Pigmentirung und an der Einpflanzungsstelle eine Netzhautblutung.

14. XII. 98 (also $1^1/_2$ Jahre nach der Magnet-Operation) sieht das Auge prachtvoll aus, zeigt aber noch eine kleine Abweichung der Pupille von der Kreisform: der untere Scheitel des Pupillenrandes der Iris ist ein wenig nach vorn umgeschlagen. Das Auge hat mit -1 D. $S = ^5/_{10}$. Das Gesichtsfeld ist von normaler Ausdehnung, bis auf den äusseren oberen Quadranten, der bis zum 40.° und an einer Stelle bis zum 30.° eingeengt ist, entsprechend der Stelle, wo der Fremdkörper innen-unten in der Netzhaut gesessen. Ausserdem bestehen drei (nicht sehr störende) relative Dunkelflecke im Gesichtsfeld, seitlich und nach unten vom Fixirpunkt.

Der Augenspiegel zeigt vollkommene Klarheit der brechenden Theile, Sehnerv normal, keine Spur von Netzhaut-Ablösung, aber drei Herde im Augengrund: zwei sind streifenförmig zwischen Sehnerv und Grube; der dritte, unregelmässig viereckig, von 1 P Länge, schwärzlich mit heller Mitte, nach innen-unten vom Sehnerven-Eintritt belegen. Der letztere ist wohl die Einpflanzungs-Stelle des Eisensplitters, die beiden ersten sehen aus wie Aderhautrisse und können auch von der früheren Verletzung aus dem Jahre 1894 herrühren.

3. Unsre Einrichtung.

Wer mit dem Magneten Erfolge haben will, muss für diese Operationen eingerichtet sein und die Einrichtung stets überwachen, dass sie in jedem Augenblick in Ordnung ist. Denn bei noch offner Wunde des Augapfels muss der Splitter sofort entfernt werden, wenn der Verletzte eintrifft. Bei mir verstreichen in der Regel nur 10—15 Minuten zwischen dem Augenblick, wo der Verletzte meine Schwelle überschreitet, und dem, wo wir den herausgezogenen Splitter messen. Die gelungenste Ausziehung kann gelegentlich zu spät und vergeblich sein, wenn der Verletzte, z. B. durch die kleinlichen Kassen-Einrichtungen, einige Stunden aufgehalten worden war. Ist allerdings schon längere Zeit nach der Verletzung verstrichen, die Wunde des Augapfels geschlossen, der Fremdkörper sicher keimfrei, was allein durch das Ausbleiben einer vorschreitenden Eiterung im Augen-Innern bewiesen wird; so darf ein gewisser Aufschub der Operation, für einen oder zwei Tage und selbst für länger, durchaus als zulässig angesehen werden.

Die Einrichtung gliedert sich in das Werkzeug zur Untersuchung und das zur Heilung.

Das erste ist der Eisenspäher (Sideroskop). Natürlich kann man von diesem absehen, wenn der Arbeiter, mit Eisen auf Eisen schlagend, sich verletzt hat und der glänzende Metallsplitter, sei es vom blossen Auge, sei es mit dem Augenspiegel[1] deutlich sichtbar ist, auch die Wunde (der Lederhaut, in welcher Glaskörper sichtbar wird,) erheblich klafft, so dass jede Bewegung des Verletzten und jeder Aufschub bedenklich scheint. Sonst aber bringen wir immer das verletzte Auge an die (im magnetischen Meridian aufgehängte, in ein schmales Glasröhrchen eingeschlossene) Magnet-Nadel und werden durch kräftigen Ausschlag sofort belehrt, dass Eisen im Augen-Innern, und wo es sich befindet: ob gerade nach unten vom Hornhautscheitel, oder nach aussen-unten, oder nach innen-unten; oder auch hinter dem Mittelpunkt der Hornhaut und der Linse, im Glaskörper. Das cocaïnisirte Auge wird nämlich von dem Gehilfen mit den entsprechenden Punkten der Lederhaut (bezw. Hornhaut) sanft gegen (an) die Kuppe des Glasröhrchens gehalten, während der Arzt mit dem Fernrohr die Verschiebung der Theilung beobachtet, die in dem an der Magnet-Nadel befestigten Spiegelchen sichtbar wird. (Vgl. Fig. 1.)

Das Sideroskop von Asmus ist dicht neben dem Operations-Saal in einem besonderen Zimmer fest aufgestellt

[1] Röntgen-Strahlen haben für unsren Zweck keinen besonderen Werth. In den Fällen, die sofortige Hilfe erheischen, sind sie zu umständlich und führen gefährlichen Zeitverlust herbei. In den Fällen, wo Aufschub möglich, gelingt es, mit Hilfe der Magnet-Nadel sogar den unsichtbaren Sitz des Eisensplitters im Augen-Innern genauer örtlich zu begrenzen, als es durch ein bis zwei Schattenbilder gelingen kann. Aber in einigen schwierigen Fällen haben wir, mit gütiger Unterstützung des Hrn. Prof. Grunmach, Leiter der Königl. Anstalt für Röntgen-Untersuchungen, die von ihm hergestellten Röntgen-Bilder zur Diagnose mit benutzen können. Wir werden darauf noch zurückkommen.

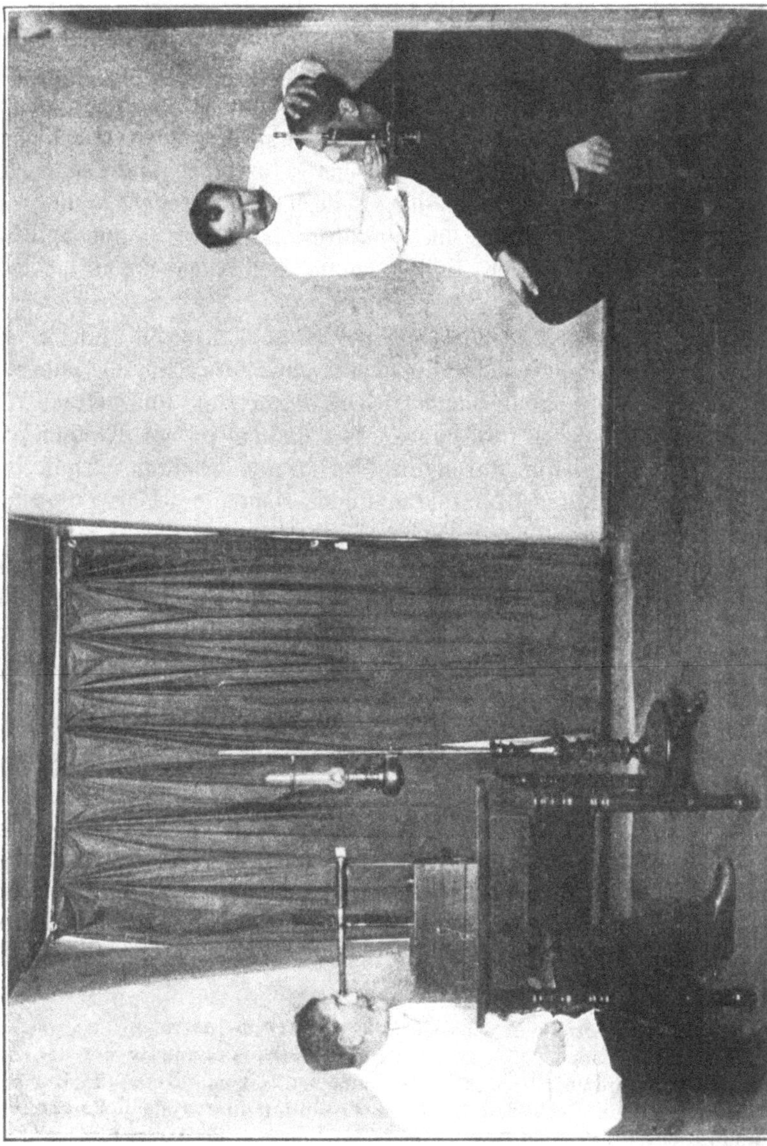

Fig. 1. Sideroskop.

und auf die Theilung eingestellt. Nur so ist es wirklich brauchbar. Uebrigens sind alle die zusammengesetzten Beigaben desselben ganz überflüssig, eher schädlich. Die einfache Magnet-Nadel zeigt $1^1/_2$mg Eisen im Glaskörper, hinter der Linse; 1 mg im vorderen Theil der Netzhaut mit grossem und grösstem Ausschlag an. Man kann den Ausschlag sogar, bei dem Kranken stehend, vom blossen Auge auf das deutlichste wahrnehmen. Nie hat diese Magnet-Nadel bisher mich getäuscht oder in Stich gelassen. Nur muss man stets die drei verschiedenen Quadranten der Lederhaut einstellen, wenn man über den Sitz des Splitters im Unklaren ist; sehr kleine Splitter auch vorher magnetisiren, indem man das Auge einem starken Magneten nähert.[1]

Bezüglich des Sideroskops hat Hr. Max Linde in Lübeck vor Kurzem[2] hervorgehoben, dass die electrische Strassenbahn jede genaue Ablesung unmöglich mache. Das kann ich zum Glück für mein Sideroskop nicht bestätigen. Wir haben ja vor Kurzem die electrische Strassenbahn durch die Karlstrasse erhalten. Dicht bei meinem Hause, auf dem Karlsplatz, findet sogar der Uebergang statt von dem Betrieb mit ober-irdischer Drahtleitung zu dem mit Accumulatoren. Aber nur, wenn gerade der Wagen an meinem Hause vorbeifährt, wird eine Ablenkung von etwa fünf Theilstrichen beobachtet. Danach hat man vier Minuten Zeit, die Einwirkung der im Auge befindlichen Fremdkörper auf die Magnet-Nadel festzustellen.

Man braucht also nur einen Beobachter mehr, am Fenster, um Täuschungen auszuschliessen.

Dies günstige Verhältniss beruht wohl darauf, dass mein Sideroskop drei Treppen hoch aufgestellt ist.

Darum macht sich auch die mechanische Erschütterung, die ein vorüberfahrender, gewöhnlicher Wagen verursacht, nicht so erheblich geltend: man sieht dabei übrigens gleichzeitig mit der Seitwärts-Schwankung eine senkrechte, hüpfende Bewegung des Bildes der Theilung.

---

[1] Der früher verwendete Eisenspäher von Gérard hat mich oft genug in Stich gelassen, so dass ich ihn gar nicht mehr verwende, ausser um den Zuhörern das Grundgesetz dieser Untersuchung zu zeigen. Denn die Zuhörer soll man nicht oft in das Sideroskop-Zimmer führen; die empfindliche Einrichtung könnte darunter leiden.

[2] C.-B. f. A., Sept. 1898. Er muss des Nachts beobachten, wenn der Verkehr der Strassen-Wagen aufgehört hat. — Natürlich, der grossstädtische Verkehr bringt neben seinen Vortheilen auch einige kleinere Nachtheile mit sich.

Ist die Nadel ruhig, oder pendelt sie in regelmässiger Schwingung nur 1—2 Theilstriche um ihre Gleichgewichtslage, den Nullpunkt der Theilung; und bringt nunmehr das vorsichtige Anlegen des untersuchten Auges eine sofortige Ablenkung um mindestens 6—10 Theilstriche hervor; wiederholt sich, nachdem die Nadel wieder zur völligen oder verhältnissmässigen Ruhe gekommen, diese Ablenkung beim 2., 3. und 4. Versuch, jedes Mal ganz regelmässig: so ist bewiesen, dass das Auge Eisen beherbergt.[1] Vollends bei maximalem Ausschlag, wo sofort die Theilung aus dem Gesichtsfeld herausgeschleudert wird, und nur das Flammenbild der Beleuchtungslampe sichtbar bleibt.

Aber wie Jemand das Auge aufschneiden konnte, um nach einem unsichtbaren Fremdkörper zu suchen, wenn die Ablenkung ein bis zwei Theilstriche, ja nur Bruchtheile eines Theilstriches betrug, das ist mir unerfindlich. Eine solche Verkennung der Grundsätze hat auch durch argen Misserfolg des Eingriffs sich bitter gestraft.

Das Werkzeug zur Entfernung des Eisensplitters besteht aus meinem kleinen, handlichen Electro-Magnet, der mit einem einfachen Zinkkohle-Element oder mit einem kleinen Accumulator verbunden ist und an dem stärksten Endstück ein Pfund trägt; sowie aus einem unbeweglichen Riesen-Magnet (von Schlösser), der, mit einem dazu passenden Accumulator verbunden, 20 Pfund trägt. Uebrigens halte ich mir von dem kleinen Magnet immer noch ein zweites Exemplar bereit, das an dem feineren, gekrümmten Endstück mindestens 200 g zu tragen im Stande ist, damit ich im Bedarfs-Fall ohne jeden Zeitverlust wechseln kann.

Dies Werkzeug wird bei mir zweimal wöchentlich erprobt und, wenn es an Güte nachlässt, sofort wieder in Ordnung gebracht. Nie habe ich so, wie leider manche berühmten Fachgenossen, im entscheidenden Augenblick die Anziehungskraft schmerzlich zu vermissen gehabt. Selbstverständlich ist auch ein zweiter Accumulator, mit Nr. 2 bezeichnet, zur Stelle, dessen Ladung frischer ist, so dass wir auch mit dem grossen Magneten nie in Verlegenheit kommen können.

Im Operationszimmer sind natürlich die zur Eröffnung des Augapfels nöthigen Instrumente und die Vorrichtungen zur Asepsie über-

[1] Die gewöhnlichen Fehlerquellen sind zu vermeiden. Der Prüfling, der Gehilfe, der seinen Kopf hält, — beide dürfen keinen Schlüssel, kein Messer u. dergl. bei sich führen. Der Prüfling soll sogar in jedem zweifelhaften Fall bis zum Gürtel entkleidet werden.

sichtlich aufgestellt, so dass fünf Minuten nach dem Eintreffen des Kranken alles Nöthige, auch die Endstücke der kleinen Magneten, in SCHIMMELBUSCH's Soda-Lösung brodeln.

Stets hat der mit Eisen im Auge eintreffende Kranke sofort den Arzt gefunden. (Nur einmal, an einem Sommer-Sonntag-Abend,

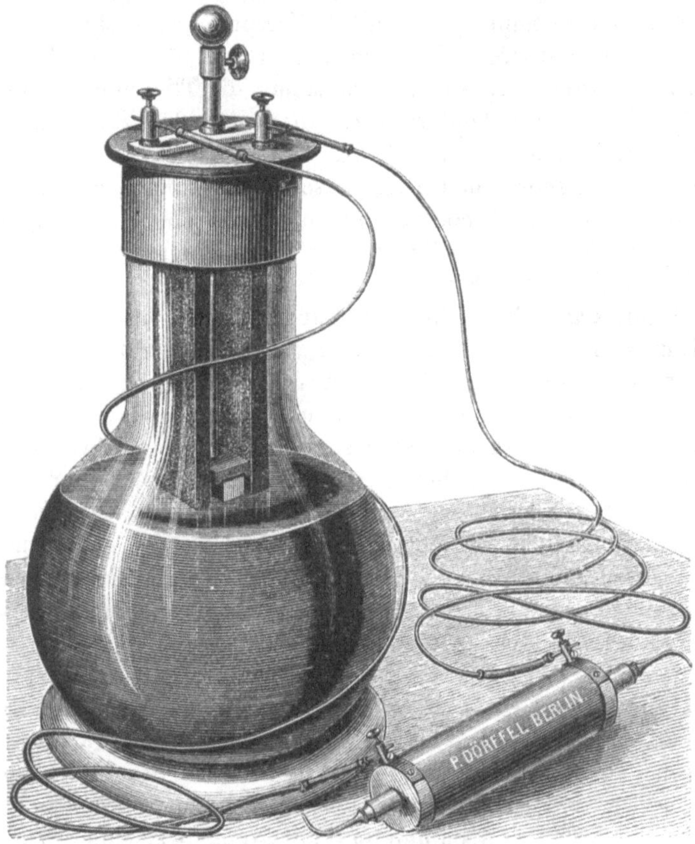

Fig. 2. Electro-Magnet.

kam ich eine Stunde später als der verletzte Knabe, dessen sehkräftiges Auge sofort zu operiren ich mich doch nicht entschliessen konnte.)

Ich möchte noch einige Bemerkungen über die beiden Arten des Electro-Magneten hinzufügen. Der kleine Electro-Magnet, den Hr. P. DÖRFFEL 1877 nach meinen Angaben anfertigte, ist einfach, handlich und kräftig genug für die meisten der dem Augenarzt vorkommenden Fälle. Die electromotorische

Kraft wird von einem Zink-Kohle-Element geliefert, wie es jeder Arzt zu seiner Verfügung hat oder leicht beschaffen kann. (Die Flüssigkeitsmenge beträgt 1,5 Liter, der Flächenraum der eingetauchten Zinkplatte 56, der Kohlenplatte 72 qcm. Natürlich wird erst unmittelbar vor der Anwendung die Zink-Kohleplatte eingetaucht.[1] Von dem Element gehen zwei biegsame Zuleitungsdrähte aus und in die Spirale des isolirten Kupferdrahts über, welche den Eisenkern des Magneten umgiebt; der letztere ist in ein Ebenholzkästchen eingeschlossen. Da mehrere Fachgenossen nach meinen Angaben ein derartiges Instrument anfertigen liessen, so möchte ich noch hervorheben, dass der Draht der Spirale, die um den Eisenkern in 5—6 Lagen gewickelt ist, nicht zu dünn sein darf (nicht dünner als 1 mm), damit nicht zu grosser Widerstand der sofortigen Entfaltung der electromotorischen Kraft sich entgegenstelle; und dass der Kern, der eine Wandstärke von 8 mm besitzt, aus ganz reinem, weichem Eisen bestehen muss, damit der Magnetismus sofort inducirt werde. Die beiden Enden des Kernes sind gebogen, zur bequemeren Einführung in's Augen-Innere, das eine $2\frac{1}{2}$ mm, das andere $1\frac{1}{2}$ mm dick. Für gewöhnlich wird das dickere Ende benutzt; unter Umständen, namentlich bei der Operation innerhalb der Linsenkapsel, kann auch das dünnere in Frage kommen. Die vier Schrauben müssen recht kräftig angezogen werden. Der Apparat wird unmittelbar vor der Operation geprüft, dann die Zink-Kohleplatte aus der Flüssigkeit emporgehoben und die beiden Enden, die zur Einführung in's Auge dienen, auf das Allersorgfältigste gereinigt. Unmittelbar vor dem Augenblick, wo man den Magneten einführen will, wird von einem Gehilfen die Zink-Kohleplatte herabgelassen und die Flüssigkeit des Elements ein wenig umgeschüttelt. Der Apparat trägt an dem dickeren Ende 200 g Eisen. Dies ist genügend, um die erfahrungsgemäss im Augen-Innern vorkommenden Eisensplitter von 10—30 mg (in Ausnahmefällen von 1—3 mg einerseits, von 150—250 und selbst 500 mg andererseits) herauszubefördern. Genaue Diagnose, rechtzeitige und richtige Operation sind die Hauptsache: dann folgen die kleinen Splitter, die im Innern des Auges angetroffen werden, leicht dem sanften Zug des kleinen Electromagneten, der bei einem Gewicht von 250 g, einer Länge von $7\frac{1}{2}''$, einer Dicke von $1\frac{1}{2}''$, bequem von der Rechten des Wundarztes gehandhabt wird. Im Jahre 1885 habe ich einen etwas grösseren, aber immer noch bequem handlichen Electro-Magneten anfertigen lassen, der $\frac{1}{2}$ kg wiegt und mit dem dickeren Endstück 570 g trägt, mit dem dünnen 200. Beigegeben ist eine Sammlung von geraden und gekrümmten, kürzeren und längeren, anschraubbaren Endstücken, die je nach Bedürfniss zur Verwendung gelangen und den Vorteil bieten, unmittelbar vor dem Gebrauch durch Kochen in der Sodalösung unbedingt keimfrei sich herstellen zu lassen.

Am vortheilhaftesten und einfachsten scheint es mir seit einer Reihe von Jahren, diesen handlichen Electro-Magneten mit einem kleinen Accumulator zu verbinden.

In unsrem überhasteten Literatur-Gedränge ist es ja etwas ganz Gewöhnliches, dass die Nachfolgenden, statt neue Bahnen aufzusuchen,

[1] Das Element ist recht haltbar, jedoch Erneuerung von Zeit zu Zeit nöthig. Ich besitze, wegen der zahlreichen Fälle, natürlich ein Ersatz-Element.

lieber ihren Vorgänger bei Seite schieben. Ich habe mich deshalb gar nicht gewundert, dass man dies auch mit dem von mir geprüften Verfahren, Eisensplitter aus dem Augen-Innern kunstgerecht herauszuziehen, versuchte.

Was den Tadel gegen mein Instrument betrifft, so hat man ihm vorgeworfen, dass es fast gar keine Fernwirkung habe und nur eine Pincette für Eisensplitter darstelle. Ich fürchte sehr, dass diejenigen, welche das sagten, schlecht gearbeitete oder schlecht gehaltene Instrumente in Händen hatten.

„Wie ein Flitzbogen zu einem Hinterlader, verhält sich der zur Prüfung mir übersendete Magnet zu dem von mir selbst verwendeten.“ So schrieb ich erst vor kurzer Zeit an einen hervorragenden Fachgenossen, der mir den in seiner Universitäts-Augenklinik seit 15 Jahren benutzten, sogenannten Hirschberg'schen Magneten nach Berlin sandte, damit ich nöthigenfalls einen neuen für seine Anstalt besorgen möchte.

Auch des Herrn Collegen Schmidt-Rimpler „Hirschberg'scher Magnet“ trägt nicht einmal 200 g, während die in Berlin nach meinen Angaben hergestellten mit der stärkeren Nadel anstandslos 500 g tragen.

Dass mein Apparat Fernwirkung besitzt, ist eine Thatsache, die Jeder sehen kann, der aufmerksam ist; die klinisch durch äusserst zahlreiche Beobachtungen erhärtet und der Literatur einverleibt ist.

Der kleine Magnet ist nicht blos unentbehrlich, selbst für diejenigen (anerkanntermaassen)[1], die den grossen besitzen und handhaben; sondern auch ausreichend für die grosse Mehrzahl aller Fälle. Ich glaube, wenn man den kleinen Magneten weiter empfiehlt, werden mehr Augen gerettet werden, als wenn man ungerechtfertigter Weise seinen Werth herabsetzt.

Die meisten Erfolge wird natürlich derjenige erzielen, welcher neben dem kleinen, beweglichen Magneten auch den grossen, unbeweglichen besitzt und — ihn richtig handhabt. Denn es war und ist ein verhängnissvoller Irrthum, zu glauben, man brauche das den Eisensplitter beherbergende Auge nur handwerksmässig dem Riesen-Magneten anzulegen. Zur kunstgerechten, von Nebenverletzungen freien Ausziehung wird der Wundarzt denn doch immer noch eine Thätigkeit von Hirn und Hand zu leisten haben.

[1] Vgl. den Heidelberger Bericht f. 1895.

Den Riesen-Magnet von HAAB[1] habe ich wegen der ihm anhaftenden Gefahren vermieden und mir den sicheren und kleineren

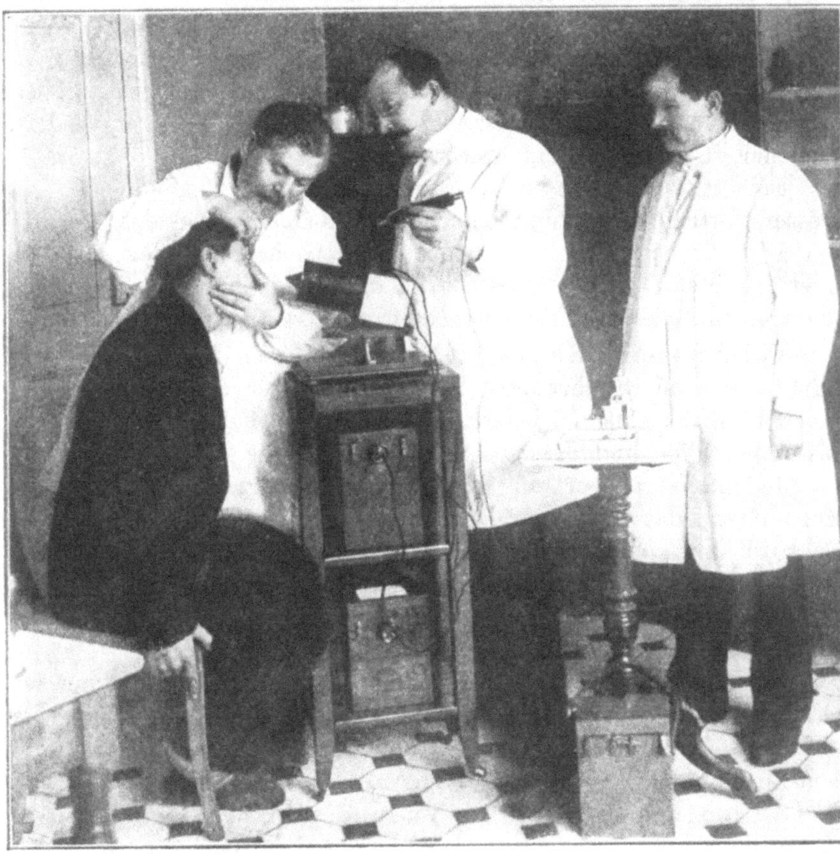

Fig. 3. Die beiden Electro-Magneten.

von Schlösser angeschafft. Derselbe hat ein kegelförmiges Ende, erfordert eine Stromspannung von 27—30 Volt und kann an jeder

[1] Derselbe besitzt einen walzenförmigen Kern aus weichem Eisen, 30 kg schwer, beiderseits in stumpfe, abschraubbare Spitzen endigend. Darum sind zwei Spulen von 2 mm dickem Kupferdraht gewickelt, jede von 28 kg Gewicht. Das Holzgestell ist 105 cm hoch und wiegt 51 kg. Den Gleichstrom liefert eine Dynamo-Maschine des physikalischen Laboratoriums. (6—8 Ampères mit 50—60 Volt Spannung.) In Petersburg sah ich ihn von Accumulatoren geladen, in Berlin bei HIRSCHMANN einen ganz ähnlichen in Verbindung mit der Leitung der städtischen Electricitäts-Werke. (Derselbe wiegt und trägt 75 kg.)

Beleuchtungsanlage statt einer Bogenlampe eingeschaltet werden. Ich habe ihn mit einem kleinen Accumulator verbunden und auf hohem Tisch ein wenig schräg aufwärts und drehbar, wie eine Schiffskanone, aufgestellt.

In mehreren Fällen habe ich SCHLÖSSER's Magnet mit dem ganz grossen von HIRSCHMANN, der nach HAAB's Angaben verfertigt ist, verglichen und festgestellt, dass, wo der SCHLÖSSER'sche nichts fördert, auch der HAAB'sche völlig unwirksam sich zeigt.[1]

Eine gewisse Beweglichkeit des Riesen-Magneten ist ein grosser Vortheil, schon zur Beleuchtung des Operationsfeldes, welches von dem Riesen so leicht verdeckt wird. Gemeinhin pflege ich von einem geübten Gehilfen noch das zu operirende Auge mittelst einer electrischen Lampe scharf beleuchten zu lassen.

Vollkommene Beweglichkeit des Riesen-Magneten, durch Aufhängung oder Schrauben, lässt sich schwer erzielen, ist auch vielleicht nicht ohne Bedenken, da doch einmal das Ungethüm auf das Auge fallen und dasselbe zermalmen könnte.

Jedenfalls gilt vorläufig für den Riesen-Magneten der Satz von Mohammed, dass wir zum Berg kommen müssen, wenn der Berg nicht zu uns kommt. Der Verletzte muss sitzen, sein Auge vor der Spitze des Riesen-Magneten, sein Kopf zwischen den Händen des Wundarztes, der möglich zart die Nackensteifigkeit der verletzten Arbeiter zu überwinden hat.

Die sitzende Stellung des Kranken schliesst die Anwendung des Chloroform aus. Desto gründlicher sei die örtliche Betäubung des verletzten Auges mittelst der Einträufelung von Cocaïn- oder Holocaïn-Lösung.

Zu warnen ist vor Anwendung ungeprüfter Improvisationen.

Ein amerikanischer Fachgenosse verband eine Feile mit dem Strom der electrischen Strassenbahn und holte aus der Netzhaut eines reizlosen und vollkommen sehkräftigen Auges ($S = {}^{20}/_{20}$) den

---

[1] Man muss nämlich beherzigen, dass die feinsten haarförmigen Splitter, die gerade bei unsrer Metall-Industrie öfters in's Auge eindringen, mögen sie in der Linse sitzen, oder vorn im Glaskörper, oder ganz hinten in demselben, oder auch in der Netzhaut, von dem Riesen-Magneten nicht gefördert werden. Dagegen ist der letztere brauchbar für nicht so ganz kleine Splitter, die im Augengrund haften, so dass bei vollständiger Einrichtung in etlichen Fällen der Lederhautschnitt uns erspart bleibt, was ja auch von mir als ein grosser Vortheil begrüsst wird.

seit einigen Tagen innen-unten vom Sehnerven-Eintritt sitzenden Splitter, musste aber nach einigen Tagen wegen heftiger Iridocyclitis den Augapfel entfernen.[1]

Es ist recht unzweckmässig, im Augenblick des Gebrauches erst das Instrument „zu improvisiren",[2] oder durch den verletzten Schmied selber erst die nöthige „Nadel" schmieden zu lassen;[3] es ist bedenklich, wenn während der Operation die magnetische Kraft „versagt".[4]

Auch auf die zu dem Zwecke zusammengesetzten grossen Electro-Magneten der physikalischen Anstalten soll man sich nicht einlassen, zumal der Anblick der vor Schmerz ohnmächtig gewordenen Kranken und das Hinüberschaffen der Kranken aus der physikalischen Anstalt in die augenärztliche, nachdem der Splitter nach vorn gezogen worden, weder angenehm noch zweckmässig sein dürfte.

Wer heutzutage es übernimmt, solche Operationen am Auge auszuführen, muss darauf eingerichtet sein. Macht doch Niemand den Star-Schnitt mit einem Federmesser.

4. Ueber die in's Augen-Innere eindringenden Eisensplitter und ihre Schicksale.

Die Verletzten, welche Eisensplitter im Augen-Inneren beherbergen, sind meistens Eisenarbeiter, Schmiede, Schlosser, Maschinenbauer, auch wohl einmal ein Müller, der Mühlsteine schärft, oder ein Bergbau-Beflissener, der mit dem Hammer das Gestein pocht; gelegentlich andre Menschen, selbst Kinder, welche bei der Bearbeitung des Eisens zugegen gewesen, (einmal ein Radler, der beim Schienen-Zerschlagen vorbeigefahren,) oder die auch selber einmal einen Nagel klopften: auch gelegentlich ein Mann oder eine Frau, die steiniges Kartoffel-Land mit der Hacke bearbeiteten, oder ein Student, der einen Rappir-Splitter in's Auge bekam. Wenn, wie bei dem Kartoffel-Hacken, mit Eisen auf Stein geschlagen wird, so ist der eindringende kleine Splitter fast immer Eisen. Stein hingegen kann wegen des geringeren Eigengewichts und der geringeren Schärfe die Häute des Auges nicht durchbohren, ausgenommen wenn er durch

[1] Annals of Ophthalmology and Otology, April 1896; vgl. Centralbl. f. Augenheilk. 1896, S. 582.

[2] Progrès méd., 1885, 7. März.

[3] Ophth. Review, 1883, Nov.

[4] Snell, The electromagnet, London 1883, — und Andre.

die Sprengkraft des Pulvers oder Dynamits oder durch eine ähnlich wirkende Beschleunigung, z. B. durch eine Maschine mit ungeheurer Umdrehungsgeschwindigkeit, fortgetrieben ward.

Die Eisensplitter, welche beim Kartoffel-Hacken, beim Abhauen alter, verrosteter Nägel, beim Hufbeschlag im schmutzigen Stall in das menschliche Auge hineingelangen, sind verhältnissmässig häufig von septischer Beschaffenheit; die bei dem Bearbeiten des heissen Eisens abfliegenden Splitter hingegen meistens aseptisch, es sei denn, dass sie etwa ein Flöckchen fettiger Wolle oder dgl. mitgerissen und in den so empfänglichen Glaskörper eingepflanzt haben.

Wenn der in den Augengrund eingedrungene Fremdkörper septisch war, so pflegt binnen 24—48, selten bis 72 Stunden, die eitrige Entzündung des ganzen Glaskörpers (Pantophthalmie) sich kundzugeben: dann dürfte in der Regel, trotz sofort nachgeschickter und wirksamer Magnet-Operation, das Auge verloren sein. Leider können wir dem frisch verletzten Auge die septische Beschaffenheit des Splitters nicht ansehen; aber wegen dieser Gefahr sollen wir jeden frischen Fall sofort operiren, sofern es aussichtsvoll ist, den Splitter ohne Nebenverletzung herauszubekommen.

F. III. Der 14jährige W. K. aus G. bei B. hatte Sonntag, den 13. März 1893, Vormittags um 11 Uhr, hervorstehende Eisennägel aus einer alten Latte entfernt, indem er auf das Nagel-Ende eine Müllerpicke aufsetzte und auf diese mit einem Hammer losschlug. Dabei verletzte er sein rechtes Auge. Hierauf besuchte er den in dem benachbarten B. wohnhaften P. S., dem ich am 24. Febr. 1892 einen Eisensplitter erfolgreich aus der Netzhaut entfernt hatte, und reiste dann zu mir. Gegen 11 Uhr Abends traf er ein.

Ich fand das Auge völlig reizlos und schmerzfrei, sowie vollkommen sehkräftig. Am inneren-oberen Quadranten der Hornhaut sitzt ein kleiner, ganz flacher Irisvorfall. Die Wunde am Hornhautrand ist nur 2 mm gross, die Vorderkammer von normaler Tiefe, die Linse nicht verletzt. Nach innen-unten sitzt, schon ziemlich nahe zum Aequator, in der Netzhaut fest ein Fremdkörper, der eine ungefähr rechteckige Begrenzung zeigt, in der einen Richtung etwa 2 mm, in der andren 4 mm misst, in den Glaskörper vorragt, an einigen Punkten der freien Ober-(Bruch-)Flächen glitzert, aber bereits von weissem Niederschlag ziemlich eingekapselt ist, während die Ränder der Flächen noch schwarz erscheinen.

Die grosse Schwierigkeit, mitten in der Nacht zu operiren; die Nothwendigkeit, den Knaben, der nach der Reise heisshungrig erst sein Abendbrod verzehrt hatte, tief zu betäuben; das vollständig gute Verhalten des verletzten Auges, — alles dies veranlasste mich, von einem sofortigen Eingriff abzustehen.[1] Ich glaube, dass fast jeder so gehandelt haben würde. Chloroform-Diät wurde für den nächsten Morgen angeordnet. Um 8 Uhr früh besuchte ich zuerst diesen Verletzten, mit den Assistenten, und war sehr erfreut zu hören, dass er keine Spur von Schmerz empfinde. Sowie ich aber den Verband abgenommen, sah ich, dass die septische Entzündung eingeleitet war, — 21 Stunden nach der Verletzung.[2]

Das Sehen ist fast aufgehoben, die Augapfel-Bindehaut zart geröthet; eine feine, aber zusammenhängende Ausschwitzung deckt Iris und Pupille. Während die Instrumente hergerichtet werden, lasse ich wiederholt Atropin einträufeln; die Ausschwitzung reisst auch an einer Stelle vom Pupillenrand los,[3] ich sehe mit dem Spiegel noch undeutlich eine grosse, weisse Stelle in der Netzhaut und den Fremdkörper darinnen.

Unter tiefer Chloroformbetäubung wird innen-unten ein Bindehautlappen abgelöst, 7 mm vom Hornhautrand entfernt ein 6 mm langer meridionaler Lanzenschnitt durch die Augenhäute angelegt, der Magnet eingeführt, sanft nach hinten geschoben, ein wenig nasenwärts gedreht, sofort hörte man den „Klick". Der herausgezogene Magnet hält den Fremdkörper, der etwa $3^1/_2$ mm lang und $1^1/_2$ mm breit ist und dessen Gewicht später auf 5 mg ermittelt wird. Glaskörper tritt nicht hervor; doch ist er klar zwischen den Wundlippen sichtbar, als während einer Würgebewegung der Bindehautlappen über die Wunde zurückgeklappt und durch eine kräftige Naht befestigt wird.

Am 15. März ist das operirte Auge reizlos, hat wieder Sehkraft und zeigt beim Spiegeln rothen Reflex aus der Pupille. Verband, Ruhelage.

Am 16. März ist das Auge mehr gereizt, innere Blutung scheint vorzuliegen, der Kranke war wider Befehl aufgestanden und hatte sich „die Hände gewaschen".

Am 17. März besteht weder Schmerz, noch Schwellung der Augapfel-Bindehaut; aber nur Lichtschein. Wieder Ausschwitzung in der Pupille. — Atropin, Verband.

Am 22. März werden Finger sicher gezählt, Reiz sehr gering, Pupille frei, aber nur mittelweit und etwas unregelmässig.

Am 30. März bläuliche Massen in der Tiefe des Glaskörpers.

Am 13. April sieht das Auge vortrefflich aus und hat mässige Sehkraft. Spannung war ein wenig herabgesetzt. Iris-Vorfall ganz abgeflacht. Hornhaut klar, Pupille aber mittelweit, mit zwei spitzen Verwachsungen nach unten. Linse durchsichtig. Dicht hinter derselben beginnt staubförmige Trübung des Glaskörpers mit einzelnen Punktreihen, mittelst + 20 D sichtbar; in grösserer Tiefe, mit + 6 bis + 8 D, bläuliche Glaskörper-Klumpen, nach innen-unten. Im umgekehrten Bilde sieht man den Sehnerven, nach innen-unten von

[1] Heute würde ich, gerade durch diesen Fall belehrt, das Auge an den grossen Magneten gelegt haben.

[2] Hiernach beurtheile man die Ansicht, dass es bei den Magnet-Fällen überhaupt gar nicht auf ein bischen Zuwarten ankommen solle.

[3] Bei frischer septischer Entzündung der Ader- oder Netzhaut giebt merkwürdiger Weise die von Ausschwitzung vollkommen bedeckte Pupille doch dem Atropin nach; das hatte ich schon vor Jahren beobachtet.

demselben dunkle Stellen, vielleicht von Blutung. Die Schnittnarbe sehe ich heute noch nicht, sie ist von den klumpigen Trübungen verdeckt.

Sehr erfreut war ich am 28. April 1893, da die Sehprüfung ergab: Sn C in 15′, mit + 6 D Sn $2^1/_2$ in 6′, also mässig feine Druckschrift, und ein gutes Gesichtsfeld.

An der Stelle, wo der Fremdkörper gesessen, ist eine grosse graue Pigment-Veränderung sichtbar. Ich entliess den Knaben ungern am 3. Mai 1894, auf dringenden Wunsch der Eltern, — und zählte den Fall zu meinen besten. Aber mit der septischen Eiterung ist kein dauernder Bund zu flechten. Obwohl das Auge fortfuhr, vortrefflich auszusehen, und ganz reiz- und schmerzlos blieb, — die Sehkraft nahm ganz allmählich ab, da eben in Folge der septischen Entzündung Schrumpfung des Glaskörpers und Netzhaut-Ablösung auftrat.

28. Juni Finger auf 10′, 28. Juli auf 4′, 6. September 1893 auf $1^1/_2$′. Jetzt fehlt dem Gesichtsfeld die obere Hälfte, die Mitte ist verdunkelt. Hinter der Linse sieht man weisse bindegewebige Masse schon im vorderen Theil des Glaskörpers, die untere Hälfte der Netzhaut ist abgelöst. Pigment ist innen-unten im Augengrund sichtbar, Bindegewebe strahlt vom Sehnerven in die Netzhaut.

Nachdem ihm noch dazu am 15. März 1894 ein aufsässiger Geselle einen heftigen Faustschlag auf das rechte Auge versetzt, mit starker Blutung unter die Bindehaut und auch in's Innere, sank das Sehvermögen bis auf die Wahrnehmung von Handbewegungen. Dabei ist das Aussehen des verletzten Auges ganz befriedigend, Reizung oder Schmerz ist nicht vorhanden. (Mai 1894.)

Schliesslich ist es doch zur Entfernung des Augapfels gekommen.

14. X. 97: Leichte Röthung um den verletzten Augapfel. Bandförmige Hornhaut-Trübung mit abschilferndem Epithel. Oben-innen kleiner vernarbter Iris-Vorfall. Iris graugrün, von Blutgefässen durchzogen, Pupillensperre, kreideweisser Star.

Bei längerer Arbeit Schmerz im gesunden Auge (L + 0,5 S = $^5/_5$, Sn $1^1/_2$ von 3—13″, G. F. n.) 9. II. 98, 5 Jahre nach der Verletzung, Ausschälung des entarteten Augapfels.

Noch viel weniger kann man die septische Gefahr beurtheilen wenn das Augen-Innere durch Trübung der Linse oder Glaskörper-Blutung unsrem Einblick entzogen ist. Wahrscheinlich retten wir durch raschen Eingriff so manches Auge von der septischen Vereiterung. Wie schnell die letztere aber unter Umständen eingeleitet werden kann, lehrt der folgende Fall.

F. IV. Der 30jährige Hufschmied L. S. schlug mit dem Eisenhammer auf einen Hufeisengriff am 25. Mai 1894, Nachmittags um 1 Uhr: sogleich war die Sehkraft des rechten Auges fort. Nach zwei Stunden, um 3 Uhr, erschien er in meiner Anstalt, und nach zehn Minuten war er von seinem Eisensplitter befreit.

Das Auge ist reizlos, in der Mitte der Hornhaut eine leicht verharschte, fast senkrechte Wunde von etwa $2^1/_2$ mm Länge, Pupille mittelweit (durch vorher gemachte Atropin-Einträuflung). Linse vollständig getrübt. Fremdkörper nicht sichtbar. Cocaïn-Einträuflung, Hornhaut-Wunde auf 4—5 mm erweitert und das 4 mm breite (500 g tragende) Ende meines Magneten zwischen die Wundlefzen gebracht: sofort schiesst, durch den Wundkanal der Linse, der Splitter gegen das Magnet-Ende und wird augenblicklich herausbefördert. Verband.

Der Splitter ist blank, 3 mm lang, $1^1/_2$ mm breit, nicht sehr dick und wiegt 10 mg. Gerade in diesem Falle, wo der Splitter vom Hufe eines Pferdes stammte, war die rasche Entfernung gewiss recht wünschenswerth. Aber der chirurgische Triumph war doch kein bleibender Sieg. Zweistündiges Verweilen des septischen Splitters im Glaskörper hatte genügt, einen Glaskörper-Abscess hervorzurufen, der die Entfernung des Augapfels nöthig machte!

Ganz reines Eisen macht keine eitrige Entzündung im Innern des Auges, nach dem Thier-Versuch. Aber die klinische Erfahrung lehrt, dass heftige Entzündung mit lebhaftem Schmerz 10 Tage nach reizloser Einheilung in die Netzhaut, 6 Monate nach scheinbarer Einkapselung in den Glaskörper auftreten kann, so dass nur sofortige Entfernung des Splitters uns über die Nothwendigkeit der Entfernung des Augapfels forthilft; und spätere Erblindung des verletzten Auges kann jeder in die Tiefe eingedrungene Splitter bewirken.

Ein Splitter, welcher bei der gewöhnlichen Eisen-Arbeit durch die Umhüllungs-Häute des Auges in den Glaskörper eingedrungen ist, vermag nur ganz ausnahmsweise, bei ungewöhnlich heftiger Gewalt, hinten die Umhüllungs-Häute zum zweiten Male zu durchbohren und das Innere des Augapfels wieder zu verlassen. In den meisten Fällen prallt er bekanntlich hinten an der Leder-Haut ab, um entweder an einer andren Stelle des Augengrundes sich einzupflanzen oder in den Glaskörper hinabzufallen.

Ist der fest eingepflanzte Eisensplitter einerseits aseptisch, andrerseits nur klein, d. h. nicht über 1 — 2 mm gross, so kann er eine sehr lange Zeit, nach meiner Beobachtung selbst 16 und 19 Jahre lang, reizlos im Auge verweilen. Die Sehkraft kann hierbei gut sein, — allerdings nicht völlig normal, wie dies wohl gedruckt worden ist: denn ein bis zwei umschriebene Dunkelflecke im Gesichtsfelde, entsprechend der Anprall- und der Einpflanzungsstelle des Fremdkörpers, sind wohl immer nachweisbar; ich habe sie in den hierher gehörigen Fällen stets gefunden. Aber diese günstigen Fälle sind seltne Ausnahmen.

Freilich bei einer Erörterung des Gegenstandes, in einer augenärztlichen Versammlung, haben immer Mehrere dies Ereigniss beobachtet. Es prägen sich ja solche Merkwürdigkeiten mehr dem

Gedächtniss ein, als der gewöhnliche und erwartete Verlauf, dass der in die Tiefe dringende Fremdkörper die Sehkraft zerstört. Man muss aber alle Fälle der Art längere Zeit verfolgen: dann lernt der gereiftere Beobachter, dass ein Fall nach dem andren aus der Gruppe der günstigen sich ablöst und in die der ungünstigen hinabfällt.

Der eingepflanzte Fremdkörper kann noch nach längerer Zeit, selbst nach vielen (z. B. 16) Jahren, aus seiner Kapsel herausfallen in den Glaskörper und frische Reizung verursachen. Aber wenn auch der aseptische Splitter fest eingepflanzt bleibt, kann er durch Bindegewebs-Bildung in der Netzhaut allmählich Sehstörung veranlassen; namentlich ein grösserer Splitter (z. B. von 4 mm Länge, 30 mg Gewicht und darüber) kann binnen zwei Jahren vollständige Erblindung des verletzten Auges, das anfangs gut gesehen, herbeiführen. Sogar auch ein kleiner Splitter ($\leqq$ P d. h. 1,5 mm) in der Netzhaut eines jungen Menschen (von 22 Jahren), der ursprünglich das Lesen feiner Schrift zuliess, kann binnen 3 Jahren durch Netzhaut-Ablösung Stockblindheit verursachen.[1] Ein Eisensplitter von 3 mm Breite, der 20 Jahre in der Netzhaut gut vertragen wurde, kann schliesslich Drucksteigerung mit rauchiger Hornhaut-Trübung und Erblindung des verletzten Auges herbeiführen. Endlich kann eine durch chemische Wirkung des Eisens bedingte Entartung der nicht abgelösten Netzhaut zuerst Sehstörung mit Nachtblindheit und schliesslich vollständige Stockblindheit bewirken: selbst nach (später) Entfernung des Splitters kann die Sehkraft noch sinken.[2]

Die beiden letztgenannten Ereignisse sind so bedeutsam, dass ich sie durch je einen klinischen Fall erläutern möchte, zumal ich so schlagende in der Literatur nicht finde.

F. V. Am 23. IV. 1884 kam der 39jährige G. S., der ein Zeugniss von Dr. Schneller beibrachte, dass ihm im 24. Lebensjahre in Folge einer Verletzung des rechten Auges ein Fremdkörper in der Gefässhaut desselben eingeheilt sei, und drückte seine Besorgniss aus, dass das verletzte Auge sich verschlimmert haben könnte. Ich fand das Auge reizlos, S = $^1/_3$, G. F. oben und innen-oben (auf 30°, bezw. 32°) beschränkt, sonst normal. Kleine Narbe der Lederhaut aussen-oben, dicht an der Hornhautgrenze; Linse frei. Ein glänzender Strang (die Flugbahn markirend) zieht durch den Glaskörper von der Narbe zum Augengrund. Der letztere beherbergt aussen-unten, etwa 7 P = 13 mm vom

[1] Fall 466 von Homburg's Dissert. über Augen-Verletzungen, die 1883 nach meinem Kranken-Material gearbeitet ist.

[2] E. v. Hippel, Arch. f. O. XLII, 4, 151 ff. Hirschberg, Ber. d. Heidelberger G., 1896, S. 71. — Wie wenig bekannt diese Grundsätze sind, ersieht man aus Snell, Brit. med. J. 1899, S. 331.

Sehnerven-Eintritt, einen grünlich-schwarzen, zackigen Eisensplitter von fast 3 mm Breite, welcher zum grösseren Theil fest in den Häuten steckt und nur um etwas mehr als 1 mm frei in den Glaskörper hervorragt und hier einen glitzernden Rand zeigt.

Der Splitter sitzt nahe dem äusseren-oberen Rande einer rundlichen hellen Stelle von etwa 8 mm Durchmesser, welche eine Aderhaut-Verdünnung darstellt; Aderhaut-Gefässe treten dort frei und unverdeckt zu Tage, Pigment ist in Streifen am Rande und in Klümpchen inmitten angehäuft. Vgl. die Fig. 4, welche 11. X. 1890 von Hrn. Dr. Pulvermacher gezeichnet ist. Eine ausserordentlich zarte, kleine Trübung war am hinteren Linsenpol und einzelne feine Flöckchen im Glaskörper nachzuweisen.

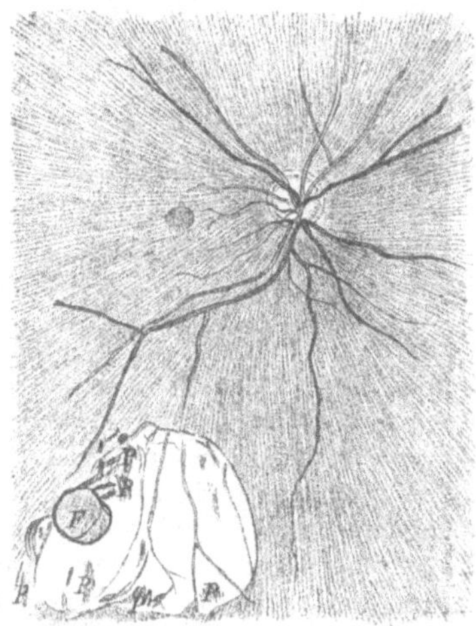

Fig. 4.

Nach der herrschenden Lehre war es unerlaubt, ein so vortreffliches Auge, welches seit 15 Jahren straflos einen Eisensplitter im Auge beherbergte, einer immerhin zweifelhaften Operation zu unterwerfen.

Im Jahre 1887 und im Jahre 1890 wurde der gleiche Befund erhoben. Der auswärtige Kranke stellte sich nur selten vor. Der G. F.-Ausfall wurde genau bestimmt, er lag gerade nach oben und nach innen-oben und reichte mit der unteren Spitze bis 28° vom Fixir-Punkt.

II. Akt. 17. IV. 1894 kehrte der Kranke wieder mit der Klage, dass er seit $^1/_4$ Jahr schlechter sehe. Jetzt war Drucksteigerung entwickelt. Leichte Röthung um die Hornhaut, die etwas matt schien. Augengrundsbild leicht verschleiert. Sehnerv noch röthlich, aber ausgehöhlt, mit Abknickung der Blutgefässe und hellem Hof. Fremdkörper und Aderhaut-Herd unverändert. Die Sehkraft ist bedeutend herabgesetzt, auf $^1/_9$ (von $^1/_3$); ferner zu der alten G. F.-Beschränkung eine neue hinzugetreten, innen-unten bis 25° vom Fixir-Punkt. Uebrigens wird erhebliches Schwanken der S, wie des G. F. beobachtet. Die Spannung ist erheblich höher, als auf dem gesunden Auge.

Die Drucksteigerung kann nicht auf den Fremdkörper, wohl aber auf den grossen Aderhaut-Herd bezogen werden, und wird durch breite Iridectomie (12. V. 1894), nach oben, bekämpft. Das Auge wird danach reizlos; die Spannung geringer, aber nicht normal; S besser (19. XI. 94 mit + 6 D Sn 2 in 4″, gegen Sn 13 od. 7 vor d. Op.). Das Gesichtsfeld verliert zunächst den Druck-Ausfall nach innen-unten, aber nur für einige Zeit.

Ende 1895 ist das G. F. auf die Schläfenhälfte beschränkt, S auf Finger in 2′ excentrisch; Febr. 1897 wird in sehr engem, schläfenwärts belegenen G. F. Zahl der Finger auf 1′ erkannt. Im Jahre 1896 war mit dem Sideroskop aussen-unten ein Ausschlag von 6° festgestellt worden.

Nach dem Eintritt der Drucksteigerung konnte ich mich nicht mehr zu einem Versuch, den Splitter auszuziehen, entschliessen.

Wir sehen also, dass ein Mann, dem im 24. Jahre ein Eisensplitter in den Augengrund geflogen, 20 Jahre ihn reizlos bei guter Sehkraft erträgt, aber 24 Jahre nach der Verletzung von Drucksteigerung heimgesucht wird und trotz regelrechter Iridectomie binnen 2 Jahren die Sehkraft des verletzten Auges einbüsst. Verrostung des Augapfels war in diesem Fall nicht beobachtet worden.

F. VI. Der 43jährige Maschinenschlosser K. aus E. bei E. kam am 29. September 1893 zur Aufnahme, zwei Tage nachdem er beim Hämmern von Eisen auf Eisen eine Verletzung des linken Auges mit sofortiger Erblindung und Schmerzhaftigkeit sich zugezogen.

Das Auge ist schmerzhaft und geröthet. Vor dem Schläfenrande der Pupille zeigt die Hornhaut eine verharschte Wunde von rechtwinkliger Gestalt, jeder Schenkel ist etwa 2 mm lang. Dicht dahinter ist eine über 2 mm hohe, schmale Linsenkapselwunde, die Linse ist getrübt und in der Schläfenhälfte mehr gequollen, die Regenbogenhaut geschwollen. Das Auge hat nur Lichtschein, aber befriedigende Projection. Ein Eisensplitter wird im Innern angenommen, ist aber wegen der Linsen-Trübung nicht sichtbar und auch mit der astatischen Magnet-Nadel (von Gérard) nicht nachweisbar. Nach vier Wochen, als die Reizung geschwunden, wird die trübe Linse mit oberem Hornhautlappenschnitt (bei runder Pupille) herausgezogen und danach dreimal vorsichtig der Magnet eingeführt. Es kommt kein Fremdkörper, Glaskörper-Verlust tritt nicht ein, obwohl der Kranke, trotz Cocaïn, sehr unzweckmässig sich benimmt. Die Heilung erfolgte reizlos. Am 9. December las das Auge mit + 12 D Sn L in 15′ und mit + 18 D feinste Schrift, Sn $1^1/_2$ in 6″. Gesichtsfeld gut.

Ein Fremdkörper konnte mit dem Augenspiegel nicht gefunden werden. Erst 28. December 1893 wurde der Kranke in seine Heimath entlassen. Am 17. Januar 1894 sah das Auge gut aus, Sehkraft wie zuvor. Aber als er am 24. April 1894 wieder sich vorstellte, war das Bild völlig geändert. Das Auge las mit + 12 D nur noch Sn CC in 15′ und mit + 18 D Sn V in 6″, das Gesichtsfeld zeigte geringe concentrische Einengung. Rings um die Hornhaut bestand leichte Röthung, die Iris war verrostet; statt der früheren blauen Farbe, wie die des gesunden, zeigte sie jetzt in ihrer ganzen Fläche eine schmutzig dunkelgrünbraune; die Pupille war unregelmässig, durch Atropin nicht gehörig zu erweitern, theilweise mit Kapsel-Trübung gefüllt; Sehnerv sichtbar, Fremdkörper nicht zu entdecken, auch nicht bei wiederholter Prüfung.

Trotzdem musste er drin sein, wegen der Verrostung, und ausgezogen werden, um die Erblindung des Auges zu verhüten.

Am 5. Juni 1894 wurde, unter Cocaïn, die Operation vorgenommen; erst eine Iridectomie nach unten verrichtet, hierauf der Magnet eingeführt, erst in die Pupille, dann ein klein wenig nach hinten gebogen; sowie ich bis acht gezählt, merkte ich, dass etwas daran sei, und zog aus. Glaskörper-Vorfall trat nicht ein, die Wunde heilte regelmässig.

Der Fremdkörper hat die Gestalt eines kleinen Bandeisens. Der Hauptkörper ist 3 mm lang, 1 mm breit und zeigt an jedem Ende eine senkrecht vorspringende Spitze. Das Gewicht beträgt 15 mg.

6. VI. 1895, also ein Jahr nach der Magnet-Operation, ist das verletzte Auge reizlos, die Iris noch braun. Die Kapsel mässig getrübt, so dass der Augenspiegel kein klares Bild zeigt. Das Auge hat + 12 D S = $^5/_{60}$; liest mit

+ 18 D Sn IV in 6″ mühsam, G. F. concentrisch eingeengt (o 20°, u 45°, i 45°, a 50°). [9. XII. 93 war festgestellt + 12 D. S = 15 / L, G. F. a 70°, i 55°.]

1. VIII. 1896, also zwei Jahre nach der Magnet-Operation, war das Sehen noch weiter gesunken. Mit + 12 D Finger 6′, mit + 20 D Sn XVI in 6″. G. F. i 18°, a 45°, o 18°, u 20°. Das Auge ist reizlos, mit brauner Iris, die Papille soeben sichtbar. Die Hornhaut sieht zwar ziemlich klar aus, zeigt aber unter der Lupe die zarteste Punktirung, die Verletzungs-Narbe ist orange verfärbt, der Star-Schnitt nicht.

Das Sideroskop zeigt keinen Ausschlag. —

Die einmal, durch achtmonatliches Verweilen eines Eisensplitters von 15 mg Gewicht in der Peripherie der Netzhaut, erworbene Verrostung des Eisens geht nicht wieder zurück, sondern ist auch sogar 5 Jahre nach zufallsfreier Ausziehung des Splitters noch deutlich nachweisbar.

Am 10. Jan. 1899, also $5^1/_4$ Jahre nach der Verletzuug, ist das verletzte Auge völlig reizlos, die Spannung normal, Hornhaut und Iris verrostet. Mässige Kapsel-Trübung. Sehnerv und Netzhaut sichtbar, keine Netzhaut-Ablösung. Sehkraft noch weiter gesunken: + 12 D Finger 4 Fuss, + 20 D Sn 30 in 4″, G. F. o 20°, u 15°, i 30°, a 20°.

Ich bemerke ausdrücklich, dass die Fortwirkung der Verrostung nach zufallsfreier Entfernung des Splitters selten ist; ich habe sie meines Wissens nur in diesem einen Fall, wo 15 mg Eisen 8 Monate im Auge verweilt, mit Sicherheit nachgewiesen. Nach zufallsfreier Entfernung des Splitters bleibt die gewonnene Sehkraft zehn Jahre lang, d. h. wohl dauernd, erhalten, z. B. in einem Fall, wo 25 mg Eisen 6 Monate im Glaskörper gesessen. Allerdings ist die Zahl dieser Fälle naturgemäss nicht so gross, dass man eine Auszählung vornehmen könnte.

Ich betone aber nachdrücklich, dass der Beginn der allgemeinen Verrostung eines Auges gleichbedeutend ist mit einem Todes-Urtheil, das von demselben nur abgewendet werden kann durch zufallsfreie Ausziehung des Eisensplitters. Allerdings, grössere Splitter sind gefährlicher. Aber selbst ganz kleine, sogar von kaum 1 mg Gewicht, wenn sie in der Netzhaut (und also auch in der Aderhaut) sitzen, können binnen 6—8 Monaten die Verrostung einleiten. Auch vom Glaskörper aus entsteht leicht Verrostung des ganzen Augapfels; weniger leicht von der Linse oder der Vorderkammer, am wenigsten von der Lederhaut aus.

Dass ein eingepflanzter Eisensplitter, auch nur von 5 oder 10 mgr Gewicht, durch Verrostung[1] und Auflösung des Rostes voll-

[1] Die Verrostung des Auges, wie ich sie, z. B. $2^1/_2$ Jahre nach Eindringen eines nicht allzukleinen Splitters in die Netzhaut, beobachtet habe, bewirkt die folgenden Veränderungen: 1. Die dem blossen Auge durchsichtig erscheinende Hornhaut ist bei Lupen-Betrachtung mit zahllosen, dichtgedrängten,

kommen verschwinden könne, habe ich wenigstens noch nie beobachtet, obwohl ja die Rostfarbe der ganzen Regenbogenhaut in manchen Fällen der Art deutlich zeigt, dass die Eisen-Salze im Auge sich weit verbreiten können. Im Gegentheil, ich habe Splitter, die zweifellos 10, 20, 30 Jahre im Auge gesessen hatten, mit dem Magneten herausgezogen. Allerdings kann das Eisenstückchen im Laufe von vielen (z. B. siebzehn) Jahren so mürbe werden, dass eine andre Art der Entfernung aus dem Augen-Inneren, als mit dem Magneten, z. B. mit einem Haken oder Zänglein, schier unmöglich erscheint. In der Mehrzahl der Fälle bleibt der Splitter fest; die Rosthülle scheint einen Schutz gegen die Verrostung des Kernes abzugeben.

Wenn ein Eisensplitter von merkbarer Grösse nicht in den Umhüllungs-Häuten festsitzt, sondern im Glaskörper des menschlichen Auges sich befindet, so macht er stets Reizung, sowohl mechanisch durch Lage-Veränderung, als auch chemisch durch den Process der Verrostung; fast ausnahmslos geht das Auge verloren, wenn es nicht gelingt, den Fremdkörper zufallsfrei herauszubefördern.

Aber auch bei richtiger und möglichst frühzeitiger Operation fällt, ausser der aseptischen Beschaffenheit, noch die Grösse und Schwere des Eisensplitters erheblich in's Gewicht.

Nach meinen Erfahrungen ist ein Eisensplitter im menschlichen Glaskörper als klein zu bezeichnen, wenn sein Gewicht nicht mehr als 20—30 mg beträgt. Hierbei kann man selbst noch in späteren Zeitabschnitten der Verletzungs-Krankheit durch Entfernung des Eisens einen vollkommenen Erfolg erzielen. Der Splitter ist mittelgross, wenn sein Gewicht zwischen 50 und 150, selbst 180 mg beträgt. Hier hat nur die primäre, d. h. in den ersten 24 Stunden nach der Verletzung erfolgende Entfernung Aussicht auf guten Erfolg. Der Splitter ist übergross, wenn er 200, 300, 500 mg und noch mehr wiegt.[1] Die sofortige Entfernung des-

---

gelblichen Punkten an ihrer Hinterfläche wie gepflastert. 2. Die ursprünglich blaue oder graue Regenbogenhaut wird schmutzig braun. (Nimmer grün!). 3. Einzelne Verwachsungen der Regenbogenhaut mit der vorderen Linsen-Kapsel sind ockergelb. 4. Ockergelbe Flecke liegen, auch bei unverletzter Kapsel, in der Linse. Mit der Lupe erkennt man, dass die Flecke aus zahllosen, in der Mitte des Fleckes am dichtesten zusammengedrängten, gelblichen Punkten bestehen. (Als ich dies niederschrieb, war die vorzügliche Arbeit von Bunge über Siderosis bulbi noch nicht veröffentlicht.)

[1] Bei Zander und Geissler (Verletz. d. A., (S. 168) wird als besonders merkwürdig ein aus dem Augapfel entfernter Eisensplitter von 75 cg erwähnt. Ich fand einen von 2,5 g = 2500 mg in dem ausgeschälten blinden rechten

selben vermag, wegen der Zertrümmerung des Augen-Inneren, nicht mehr die Sehkraft zu retten; sogar die Erhaltung des Augapfels ist fraglich.

Ich kann diesen Gegenstand nicht verlassen, ohne noch zum Schluss eine kurze Würdigung der Magnet-Operation gegenüber den Gefahren der Eisensplitter-Verletzung des Augengrundes hier anzufügen.

Vor der Einführung des Magneten ist wohl Niemandem die Entfernung eines Eisensplitters aus dem Glaskörper oder der Netzhaut mit dauernder Erhaltung des Sehvermögens geglückt. Mir ebenfalls nicht; ich habe ebensowenig, wie mein Lehrer A. v. GRAEFE, auch nur den Versuch gewagt, da er ganz aussichtslos war.[1]

In den ersten zehn Jahren meiner Thätigkeit, ohne den Magneten, hatte ich keinen einzigen Erfolg. In den folgenden zehn Jahren, mit dem Magneten, sieben befriedigende Erfolge, mit gutem Sehvermögen. In den letzten zehn Jahren habe ich aus Glaskörper und Netzhaut in 21 Fällen den Eisensplitter mit dauernder Erhaltung der Sehkraft herausbefördert.

Dazu kommen noch zahlreiche Fälle von Eisen-Ausziehung aus der Hornhaut-Tiefe, der Vorderkammer, Kammerbucht, Iris und Linse, bei denen der Magnet sich glänzend bewährt hat.

In allen Kultur-Ländern sind Magnet-Operationen am Auge verrichtet worden. Die Gesammtzahl geht in die Tausende. Viele Augen, die früher dem Untergang geweiht waren, sind jetzt durch richtige Operation und einfache Anwendung physikalischer Gesetze gerettet worden. Die Zahl der Operationen steht ziemlich in geradem Verhältniss zu der Entwicklung der Eisen-Industrie und ist darum bei uns in Berlin nicht unbeträchtlich. Ich selbst konnte in der ersten Auflage dieses Buches, vom Jahre 1885, bereits über 33 eigne Magnet-Operationen, in v. GRAEFE's Archiv 1890 über 100 eigne Operationen berichten und an der Hand der Erfahrung genaue Regeln über das vortheilhafteste Verfahren in frischen und alten Fällen aufstellen. Heute kann ich auf mehr als 200 Magnet-Operationen zurückblicken.

Augapfel eines jungen Mannes, der beim Zerhauen von Eisenbahnschienen verletzt wurde. (Berl. Klin. W. 1874. Nr. 5.) — Aus dem Glaskörper und aus der Netzhaut habe ich wiederholt Splitter von nur 1—1,5 mg herausgezogen.

[1] Zahlreiche Fälle der Art aus meinen Kranken-Tagebüchern hat F. HOMBURG 1883 in seiner (520 Kranken-Geschichten enthaltenden) Dissertation gesammelt. Bei F. 461 (S. 88) heisst es: „In diesen Fällen zeigte sich die Hilflosigkeit des Arztes vor der Anwendung des Electro-Magneten in der Augenheilkunde.

Zweiter Abschnitt.

Anzeigen und Verfahrungsweisen.

5. Die Entfernung von Eisensplittern aus der frischen Eingangswunde.

1. Kommt der Verletzte sofort, oder bald, d. h. eine oder wenige Stunden, nach der durchbohrenden Verletzung zum Arzt; ist Eisen im Augen-Inneren (im Glaskörper oder in der Netzhaut) festgestellt: so soll man augenblicklich, aber vorsichtig versuchen, durch die noch offene oder doch nur leicht verharschte Wunde den Fremdkörper wieder herauszuziehen. Besonders gilt dies, wenn die Wunde bequem zugänglich ist. Sehr geeignet sind Wunden der Lederhaut von einiger Länge (3—5 mm) und nicht zu nahe dem Hornhautrande. Aber auch aus kleiner Wunde dicht an dem Hornhautrande kann man sofort und mit vollem Erfolg und ohne Linsenverletzung den Splitter herausbefördern. Wenn die Wunde klein ist und oberhalb des oberen Hornhautscheitels sitzt folgt der immer nach unten gesunkene Eisensplitter nicht so leicht: unter diesen Umständen habe ich in meinem ersten gelungenen Fall, vor 20 Jahren, sofort zum Meridianal-Schnitt mich entschlossen, und später erlebt, während einer Reise, Februar 1889, dass meinem tüchtigen Assistenten in einem andren Fall die sofortige Magnet-Sondirung ergebnisslos blieb, so dass ich noch nachträglich den Meridional-Schnitt verrichten musste. Aber heutzutage, wo einerseits die Erfahrung gewachsen, andrerseits die Instrumente besser geworden, kann man auch aus der oberhalb der Hornhaut belegenen Eingangsöffnung sicher und zufallsfrei mittelst des eingeführten kleinen Magneten den unten in oder an der Netzhaut haftenden Eisensplitter herausbefördern, wie der im 2. Kapitel an die Spitze gestellte Fall (I) beweist. Ebenso benutzt man die Wunde in der Hornhaut, wenn der Fremdkörper durch diese eingedrungen ist. Immer soll man dazu gerüstet sein, die Eingangspforte, wenn sie zu eng ist, alsbald durch einen Scheerenschnitt zu erweitern. Dadurch wird am sichersten Glaskörpervorfall vermieden, wenn der Magnet eingeführt werden muss.

Das Auge des von der Arbeit kommenden Kranken, das oft recht schmutzig ist, wird vorsichtig abgewaschen mit einigen Wattebäuschchen, die mit gekochter, sei es physiologischer Kochsalz-Lösung

(0,6 : 100), sei es dünner Sublimat-Lösung (1 : 5000) getränkt sind; Cocaïn- oder Holocaïn-Lösung eingeträufelt, während die Soda-Lösung für die nöthigen Instrumente siedet. Man braucht Sperrer, Lanze, Star-Messer, Scheeren, Pincette (von Neusilber), Iris- und v. GRAEFE's geriefte Kapsel-Pincette, Spatel (aus Silber oder Neusilber) und ein oder zwei Ansatz-Stücke zu meinem kleinen Magneten. Am meisten bevorzuge ich das kurze, gekrümmte von $2^1/_2$—3 mm Dicke, das bequem ein Pfund Eisen trägt.

2. Seitdem ich den grossen Magneten besitze, habe ich an die (mit absolutem Alkohol und sterilisirten Tupfern) sorgfältig gereinigte Spitze desselben die Eingangspforte des frisch verletzten Augapfels gelegt. Sehr grosse Splitter, von Hundert Milligramm und darüber, springen sofort aus der grossen Wunde des breitaufgeschlagenen Augapfels heraus und heran an die Spitze des Riesen-Magneten, wobei die Wundlefzen stürmisch umgeklappt werden. (Aber diese grossen Splitter holt auch sicher und sanfter der kleine Magnet, sowie er nur zwischen die Wundlefzen gebracht wird.) Bei kleineren Splittern hingegen, d. h. in den aussichtsreichen Fällen, erfüllt sich die Hoffnung, dass der Splitter aus der Eingangspforte hervor an den grossen Magneten heranspringt, nur ziemlich selten, selbst wenn die Oeffnung genügend gross war oder gemacht worden, oder wenn man sogar mit silbernem Spatel die eine Wundlefze sanft zurückdrängt. Das liegt keineswegs an ungenügender Kraft des Magneten, sondern an der Ungunst der Kraftlinien, wodurch der Splitter mit seiner Breit-Seite an die Wand geschleudert wird. (Vgl. F. XI, S. 36).

Sowie ich den kleinen Magneten nur eben in die Wunde einführe, höre ich den Klang des gegenfliegenden Splitters und ziehe aus. Der kleine Magnet zieht in Richtung seiner Längsachsen und dreht den Splitter, wenn er länglich ist, auch so, dass er mit einem Ende, nicht mit der Mitte, an dem Pol haftet und somit leicht ausgezogen werden kann. Was ich schon im Jahre 1883[1] ausgesprochen und 1890[2] genauer ausgeführt, halte ich auch heute noch buchstäblich aufrecht: Unvorsichtiges Sondiren des Augen-Inneren (Glaskörpers) ist ein Todes-Urtheil für das Auge; vorsichtiges Sondiren bedingt gar keine Gefahr. Ich habe nicht bloss erfolgreich operirte Fälle nach 10—12 Jahren wiedergesehen und im besten Zustand gefunden, sondern auch in solchen Fällen, wo man, vor Einführung des Sideroskops und des Riesen-Magneten, aus Vorsicht sofort die offene Wunde mit dem kleinen Magneten sondiren musste, nach zehn Jahren keine Spur von Glaskörper-Trübung angetroffen.

Dass die magnetische Sonde frisch aus der kochenden Soda-Lösung genommen werden muss, ist selbstverständlich. Ebenso, dass die Wundlefzen

[1] Berl. Klin. W. 1883, Nr. 5. [2] Arch. f. O. XXXVI.

nicht gepresst werden dürfen; ist die Wunde zu klein, so vergrössere man sie. Ebenso, dass die Lider sanft vom Augapfel abzuhalten sind. So vermeidet man Glaskörpervorfall, so vermeidet man septische Wundvergiftung. Ich habe beide noch nicht erlebt.[1] Das möchte ich besonders denjenigen versichern, welche nur den kleinen Magneten besitzen.

3. Hat man Grund zu der Annahme, dass der Splitter in einiger Entfernung von der Eingangspforte, unten, oder aussen-unten, oder innen-unten, sei es in der Netzhaut, sei es an derselben, haftet; so empfiehlt es sich, nach dem ersten Versuch mit dem Riesen-Magneten an der Wund-Oeffnung, sofort dazu überzugehen, die dem Sitz des Fremdkörpers entsprechende Stelle der Lederhaut an die Spitze des grossen Magneten zu bringen, für etliche Secunden, und dann langsam den verletzten Augapfel nach unten drehen zu lassen, um den Fremdkörper innerhalb der Umhüllungshäute bis hinter die Irisperipherie zu locken und von hier durch Schnitt an der Hornhaut zu entbinden. Auf dieses wichtige Verfahren werde ich noch später (im 7. Cap.) zurückkommen. Nur ist grosse Vorsicht geboten. Selbst mein sanfterer Riesen-Magnet vermag einen Splitter von 25 mgr mit der Breit-Seite so gegen die Lederhaut zu schleudern, dass dieselbe deutlich vorgetrieben wird, unter lebhaften Schmerzen des Kranken, was offenbar für die Netzhaut nicht gleichgiltig ist: flugs wird der kleine Magnet eingeführt und holt den Splitter ohne Neben-Verletzung.

Die Beispiele werde ich immer in zwei Gruppen eintheilen: A. die älteren Fälle, in denen lediglich mein kleiner Magnet in Anwendung gezogen wurde; B. neuere Fälle, aus den letzten drei Jahren, in denen neben dem kleinen Magneten auch der grosse benutzt wurde.

6. Beispiele.

A.) F. 1. (VII). C. S., 17 Jahre alt, aus L. a. W., kam am 21. Juni 1888 mit einer kleinen lappenförmigen, nicht klaffenden Wunde der Lederhaut dicht am inneren-unteren Hornhautrand, Bluterguss auf der Vorderkapsel und eiförmiger, nach der Gegend der Wunde hin verzogener Pupille. Tags zuvor war das Auge verletzt worden, während seine Arbeitsgenossen Eisen meisselten. Er klagte über starke Schmerzen. Nachdem binnen einer halben Stunde auf Atropin-Einträufelung Pupillen-Erweiterung eingetreten, fand ich einen bläulichen Reflex nach innen-unten, im Zusammenhang mit der Wundgegend. Sofort wurde mit dem Magneten eine vorsichtige

[1] Wenn die letztere nicht schon vorher bestand. Vgl. A. f. O. XXXVI, 1.

Wundsondirung vorgenommen. Man hörte den Klick, aber erst bei der zweiten Einführung wurde der Splitter durch die enge Wunde soweit herausgeleitet, dass er mit einem backentaschenförmigen Zänglein gepackt und entfernt werden konnte. Glaskörperverlust trat nicht ein; ein kleiner Irisvorfall wurde abgetragen. Nach vier Wochen wurde der Kranke mit fast voller Sehschärfe entlassen.

Wie nothwendig die längere Beobachtung, zeigt dieser Fall. Am 8. October 1888 kehrte er wieder mit einer sehr bedeutenden Iriscyste, welche offenbar durch Epithel-Einpflanzung (bei der Verletzung, bezw. bei der Operation) sich gebildet hatte und durch Iridectomie, unter Narcose, glücklich beseitigt wurde. Mit + 14″ cyl. ↑ feinste Schrift in 9″. Am 27. August 1889 Abends kehrte er wieder und wird sofort in Behandlung genommen. Es besteht eine kleine undichte Stelle an der ursprünglichen Verletzung, um dieselbe eitrige Durchsetzung der Horn- und Lederhaut, endlich eine 3 mm hohe Eiterschicht am Boden der V. K.: Aufhebung des Sehvermögens. Sofort wurde die Blasen-Narbe mit der eiterdurchsetzten Umgebung ausgebrannt und aus der V. K. der Eiter durch Lanzenschnitt entleert. Vollständige Heilung mit solider Vernarbung. Mit — 20″ s. ⌒ — 80″ c. → Sn. XXX: 15′. Nur selten kommt es vor, dass wir gezwungen sind, dasselbe Auge dreimal hintereinander, in kurzen Zwischenräumen, vom Untergang zu retten.

Epikrise. Heutzutage würde ich sofort die Eingangspforte mit der Scheere erweitert haben.

F. 2. (VIII). 13jährige Beobachtungsdauer. W. K., 40 Jahre alt, meisselte am 15. März 1883, Nachmittags $3^1/_2$ Uhr, ein Mannsloch in einen Kessel, als er plötzlich Schmerz am rechten Auge verspürte. Er ging zu Fuss nach der Anstalt.

Zustand um 4 Uhr N. Der Rand des rechten Oberlids ist durchgeschlagen im medialen Drittel. Grosse Wunde der Lederhaut etwa 5 mm nasenwärts vom Hornhautrande und ungefähr 5 mm hoch. Klarer Glaskörper liegt darin. Finger auf 6 Fuss. Gesichtsfeld-Beschränkung nach oben. Starke innere Blutung. Eisen mit dem Augenspiegel nicht zu entdecken im Glaskörper, nur eine hell reflectirende Masse nach unten; oben eine Luftblase. Vorsichtige und sorgfältige Reinigung der Augapfel-Oberfläche, mehrmalige Einführung des Electro-Magneten (ohne Narcose) und Ausziehung eines ganz blanken viereckigen Stücks der eisernen Kesselwand, von $6^1/_2$ mm Länge, 5 mm Breite, $1^1/_2$ mm grösster Dicke, sowie 186 mg Gewicht. Es ist dies das mächtigste Eisenstück, welches ich bis dahin mit Erhaltung von Sehkraft aus dem Auge herauszog. Die Wunde wird durch Bindehautnaht geschlossen, die Lid-Wunde genäht. Reizlose Heilung.

Zustand gegen Ende des 3. Tages, 65 Stunden nach der Operation: Kein Schmerz, noch Reiz. Augapfel-Bindehaut nur in der Wundgegend etwas geröthet, rother Reflex geradeaus und nach allen seitlichen Richtungen ausser nach innen-unten, d. h. nach der Wunde zu. Sehnerv klar sichtbar, normal. Breite Blutstreifen unten auf der Netzhaut, die einen schmalen Fortsatz gegen die Netzhautmitte emporsenden. Die Uhr wird sicher erkannt. Finger excentrisch nach allen Richtungen hin gezählt, nur nach aussen-oben etwas zögernd.

Am 20. März ebenso. Aber am 24. März (am 9. Tage nach der Verletzung) war S. aufgehoben, der Glaskörper voll Blut!

Allerdings hatte der Verletzte Abends zuvor den Besuch seiner Frau empfangen, war ohne Erlaubniss aufgestanden und längere Zeit auf dem Flur gewesen.

Das Auge blieb äusserlich reizlos, aber die Pupille wurde nur mittelweit, das Blut löste sich nicht, vielmehr traten hautartige Bildungen im Glaskörper auf, die auch nach 6 Monaten noch Blutstreifen, selbst im vordersten Theil, enthielten, so dass nur sehr mühsam excentrisch nach aussen die Finger gezählt werden und auch die helle Verletzungs-Narbe nur andeutungsweise mit dem Augenspiegel zu sehen ist.

Linse klar. Lederhaut-Narbe äusserlich sehr zart, linear, nicht eingezogen. Spannung normal.

Diese Nachblutung (bei Aderhaut-Durchtrennung) bedingt eine Form der Spät-Reaction, die wir bei unsren gewöhnlichen Operationen (Star-Schnitt, Iridectomie) nicht zu sehen bekommen.

Merkwürdiger Weise ist nach Jahresfrist der Zustand erheblich besser geworden.

Am 26. September 1884 Auge reizlos, Spannung normal, Linse normal, Sehnerv sichtbar.

Bläuliche Massen nach unten vor der Peripherie der Netzhaut, besonders dicht nach aussen-unten; hierselbst eine gelbe, kleine Kapsel, die den ehemaligen Sitz des Fremdkörpers darstellt. Die Narbe ist nicht sichtbar im Augenspiegelbilde. Das Auge zählt die Finger excentrisch nach aussen auf mindestens 3 Fuss sicher.

Am 19. Februar 1885, nahezu 2 Jahre nach der Extraction: Finger 5', Jäg. 21 in 5". Das Auge ist äusserlich normal bis auf die feine, linienförmige Narbe in der Lederhaut, Tn. Sehnerv gut sichtbar, Netzhautmitte weniger; nach oben normal rother Reflex, nach unten bläuliche Massen im Glaskörper. Keine Netzhaut-Ablösung. Verletzungsnarbe hell gelbroth. —

1890, 7 Jahre nach der Verletzung, sieht das Auge ganz normal aus. Die Narbe ist sehr fein. Spannung gut. Finger werden auf 5—6 Fuss gezählt, auch Buchstaben von Jäger Nr. 21 erkannt. G. F. nach oben etwas beschränkt. Mit dem Augenspiegel erkennt man den Sehnerven-Eintritt, die Mitte der Netzhaut ist getrübt, nach unten bläuliche Masse im Glaskörper, die Verletzungs-Narbe ist gelb und glänzend. — Auch hier hängt die Sehstörung hauptsächlich von der Verletzung ab, da der grosse Fremdkörper nahe der Netzhautmitte angeprallt ist.

16. XI. 1896, also $13^1/_2$ Jahre nach der Verletzung: Das Auge zählt die Finger in 5 Fuss, wie zuvor, hat normale Ausdehnung des G. F. (i 55°, a 80°, o 50°, u 60°) und inmitten des G. F. einen grossen Dunkelfleck, welcher der Prallstelle entspricht (i 10°, a 22°, u 20°, o 20°). Der Sehnerv ist gut sichtbar und röthlich. In der Mitte des Augengrundes ist ein grosser schwärzlicher Fleck von 3 P Breite und 4 P Höhe, die Prallstelle, und nach innen-unten vom Sehnerv, gegen die Peripherie zu, eine bläuliche, schnabelförmige Figur, die Narbe der Durchbohrung.

In keinem andren Falle der Literatur ist nach Entfernung eines so mächtigen Splitters (von 186 mg Gewicht) einige Sehkraft dauernd erhalten worden. (In meinen eignen Fällen mit Erhaltung von Sehkraft wiegt der nächstschwere Splitter 120 mg).

F. 3. (IX). Der 31jährige R. K. kam am 30. April 1896, Nachmittags 4 Uhr, nachdem er etwa eine halbe Stunde zuvor, beim Scheibenstossen, sein rechtes Auge verletzt hatte. Das Auge besitzt noch befriedigende Sehschärfe ($\geqq {}^5/_{10}$) und sieht gut aus, wiewohl die Spannung etwas herabgesetzt ist. Nach innen-unten, dicht beim Hornhautrande, sieht man eine meridionale, verharschte Wunde der Binde- und der Lederhaut von kaum 2 mm Ausdehnung. Bei der Durchleuchtung mit dem Augenspiegel erkennt man einen langen, silberglänzenden Draht, welcher von der Wunde aus hinter der durchsichtigen Linse durch den gleichfalls durchsichtigen Glaskörper zieht. Sofort wird das Auge an das Sideroskop gebracht: ein deutlicher Ausschlag wird beobachtet. Mein stärkster Magnet wird an die Wundlefze gehalten, der Splitter folgt nicht; er wird angezogen, ist aber in der Wunde zu fest eingeklemmt. Sofort wird mit einem Scheerenschlag die Wunde mehr gelüftet als erweitert; in dieselbe soeben mein mittelstarker Magnet eingeführt und der Eisensplitter augenblicklich herausgezogen. Der Splitter ist zwar dünn, aber für das Auge sehr lang, nämlich 16 mm, und leicht gekrümmt. Sein Gewicht beträgt fünf Milligramm.

Keine Spur von Glaskörper war vorgetreten, die Vorderkammer blieb voll. Unter einfachem Verband trat reizlose Heilung ein. Bei der Entlassung, nach 5 Wochen, ist die kleine Narbe überhaupt nur mit Mühe zu entdecken. Das Auge sieht ebenso gut aus, wie das gesunde und hat genau ebenso gute Sehkraft.

Um einen so langen Splitter aus der engen Eingangsöffnung sicher und ohne jede Nebenverletzung, namentlich der Linse, herauszuleiten, ist es nothwendig, sein vorderes Ende mit dem kleinen Magneten fest zu fassen. Den Riesen-Magnet einfach dem Auge anzunähern, würde mir in diesem Falle nicht sicher sein, sondern eher bedenklich erscheinen.

23. VI. 1897, also 14 Monate nach der Operation, ist das Auge absolut reizlos und klar und genau so sehkräftig, wie das andre. (S = $^5/_6$, G. F. n.) Augengrund normal.

B.) F. 4. (X). Eisensplitter, in der Netzhaut haftend, nicht mit dem Riesen-Magneten zu holen, wohl aber sofort durch blosse Wundlüftung mit meinem kleinen Magneten entbunden. Volle Sehschärfe.

Der 26jährige J. K. aus einer benachbarten Stadt verletzte am 6. November 1896, Vormittags 9 Uhr, beim Abhauen von Eisen mit Stahl sein linkes Auge. Angeblich sei ihm erklärt worden, er habe kein Eisen im Auge, doch könne er Mittags sich in unsrer Sprechstunde vorstellen. So kam er um $^3/_4$3 Uhr Nachmittags an. Die Unterlidkante ist geritzt. Das Auge sieht reizlos aus, zeigt aber deutlich, im Weissen, 6 mm nach innen-unten vom Hornhautrande eine über 2 mm lange Wunde der Binde- und der Lederhaut. Eine Glaskörper-Perle sitzt daselbst unter der Bindehaut. Die Spannung ist stark herabgesetzt. Der Augenspiegel zeigt sofort, nach

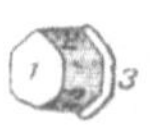

Fig. 5.

innen-unten, in der Gegend des Aequators, einen grossen, zackigen, stark glitzernden Fremdkörper (1, Fig. 5), der in der Netzhaut festsitzt, nach der einen Seite umgeben von einem Blutstreifen (2), der wiederum von einem schmalen weissen Streifen (3, Netzhauttrübung,) begrenzt wird. Bei dieser klaren Sachlage und dieser erheblichen Verletzung verzichte ich auf jeden weiteren diagnostischen Versuch und bringe sofort die Wundöffnung des Auges, indem ich den Kopf des Kranken zwischen meine beiden Hände nehme, gegen die stumpfe Spitze des unbeweglichen Riesen-Magneten. Zweimal wird dieser Versuch gemacht, jedesmal eine Minute lang, ganz vergeblich. Jetzt wird die mittlere gebogene Spitze meines kleinen Magneten, die $2^1/_2$ mm im Durchmesser misst und 200 g bequem getragen hat, sanft zwischen die Wundlefzen gebracht: sofort ertönt der Klick, der Fremdkörper ist an- und ausgezogen. Die Bindehautwunde wird mittelst einer gekochten Seidennaht geschlossen. Verband. Zu Bett. Der Splitter ist dreikantig, trapezförmig, $3^1/_2$ mm lang, 2 mm breit, an der einen Seite ziemlich dick, an der andren zugeschärft, und wiegt nicht weniger als 27 mg, gehört also schon zu den schwersten der ersten (kleinen) Art.

Am 7. November 1896 ist das Auge schmerzlos, Regenbogenhaut und Pupille sehen normal aus, Sehkraft gut; aber die Naht nehme ich heraus, da die Bindehaut in der Nahtgegend geschwollen ist, und stäube Jodoform ein.

Die Heilung erfolgte reizlos.

Am 17. November ist Sehkraft $= {}^5/_6$, wie auf dem andren Auge. Das Auge liest feinste Schrift. Das Gesichtsfeld ist fast ganz normal. (o 55^0, u 60^0, i 60^0, a 90^0; nur aussen-oben misst es 55^0 statt 65^0, Maximum des Schema.)

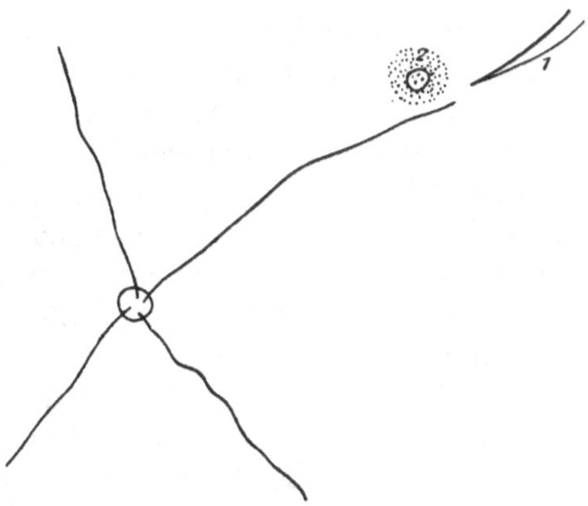

Fig. 6.

Das Auge sieht wie ein gesundes aus; nur ist die Nahtstelle noch sichtbar. Der Augenspiegel zeigt am 27. November 1896 (Fig. 6, umgekehrtes Bild, schematisch), dass die brechenden Theile vollkommen durchsichtig, und der grösste Theil des Augengrundes vollkommen normal ist. Innen-unten ist in der äussersten Peripherie die schnabelförmige, helle Figur der Verletzungsnarbe (1) sichtbar und dicht dabei eine helle Stelle (2), wo der Fremdkörper in der Netzhaut gesessen, von einem dünnen, eng anliegenden bläulichen Schleier bedeckt, wie er bei einer in den Glaskörper vorragenden Netzhaut-Blutung so regelmässig gefunden wird und bis auf geringe Spuren zu schwinden pflegt.

Am 7. Februar 1897: Sehkraft und Gesichtsfeld wie am 17. November 1896. Auge reizlos, von normalem Aussehen und normaler Spannung. Vor und neben der schnabelförmigen Spitze der Verletzungs-(Durchbohrungs-)Narbe sieht man mit dem Augenspiegel einige Pigmentpunkte und Striche und daneben, an der Stelle, wo der Fremdkörper im Augenhintergrund festgesessen, eine flache, bläuliche Glaskörpertrübung. Keine Spur von Netzhaut-Ablösung nachweisbar. Ich beantrage für den Verletzten 5 % Entschädigung und betone die Nothwendigkeit weiterer Beobachtung. Am 23. Juni 1897 ist die Glaskörpertrübung geringer, S = 1.

Es ist nicht anzunehmen, dass das Auge den Eisensplitter auf die Dauer vertragen hätte. Es ist nicht möglich, mit andren mechanisch wirkenden Werkzeugen einen solchen Splitter ohne Nebenverletzung aus der Netzhaut herauszuziehen; wenigstens ist noch nie ein derartiger Fall veröffentlicht worden. Folglich hat der Magnet das Auge gerettet, und zwar der kleine, da der Riesen-Magnet unwirksam blieb.

Als Fall 5 dieser Art ist der oben (S. 3) als erster (I) der ganzen Erörterung beschriebene zu bezeichnen.

F. 6. (XI). Am 10. November 1898, Nachmittags 5 Uhr, kam der 36jährige A. S., der 2 Stunden zuvor, als er eine Kiste, mit Hammer auf Meissel, aufschlug, sein linkes Auge verletzt hatte. Wunde der Hornhaut, a.-u., von 1,5 mm Länge; dahinter Sphincter-Riss von 2 mm Länge; Linse getrübt.

Der Riesen-Magnet wirkt von der Eingangspforte aus gar nicht, dagegen innen-unten auf der Lederhaut bewirkt er einerseits deutliche Vortreibung der letzteren, andrerseits sehr heftige Schmerzen; es gelingt aber trotzdem nicht, den Splitter durch äussere Einwirkung in die Vorderkammer zu ziehen. Sofort wird diese offenbar gar nicht gleichgiltige Manipulation aufgegeben, die Wunde gelüftet und mit der Scheere erweitert, da ja offenbar ein länglicher Splitter vorlag; der kleine Magnet mit seiner gekrümmten Spitze bis in die zertrümmerte Linse eingesenkt: sogleich hört man den Klick und zieht den 5 mm langen, scharfkantigen Splitter heraus, dessen Gewicht später auf 23 mg bestimmt wurde. Glaskörper war nicht sichtbar.

Die Operation war ziemlich rasch und zufallsfrei vollendet, obwohl der pockennarbige Verletzte (wegen seiner seit dem 4. Lebens-Monat bestehenden, unheilbaren Pocken-Lidrandentzündung mit Wimpermangel) zu den Lid-Kneifern gehörte.

Die Wunde heilte regelmässig, obwohl der frisch von der Arbeit kommende, mit Lidrand-Entzündung behaftete Verletzte nicht so ganz vollkommen vor der Operation gereinigt werden konnte. 14. November 1898: Das Auge ist reizlos, V. K. gebildet, ein ganz kleines Linsenflöckchen kommt hervor und wird allmählich aufgelöst. Es besteht Verletzungs-Vollstar. 12. December 1898 präparatorische Iridectomie nach oben, wegen des Lid-Kneifens. 1. Jan. 1899. Ausziehung des Verletzungs-Stars aus einem kleinen Lappenschnitt (zwischen $^1/_4$ und $^1/_3$) am oberen Hornhautrande, zufallsfrei. Reizlose Heilung. Am 19. Jan. 1899 hat das verletzte Auge S = $^1/_2$ für die Ferne (mit + 11 D ⊂ + 2 D cyl. →) und liest in der Nähe feinste Schrift (mit + 16 D ⊂ cyl.). G. F. a 65°, i 50°, u 50°, o 30°.

Auch hier war der Vorzug des kleinen Magneten sinnfällig.

F. 7. (XII). Der erste Fall aus dem Jahre 1897 zeigt gute Wirkung des Riesen-Magneten auf einen grossen Splitter in der Tiefe; leider konnte, nach der Natur des Falles, nur die Form des Augapfels gerettet werden.

Der 35jährige P. S. kommt am 12. Januar, $2^1/_2$ Uhr Nachmittags, eine halbe Stunde nachdem er, mit dem stählernen Meissel auf Eisen schlagend, sein linkes Auge verletzt, und wird sofort von meinem ersten Assistenten, Herrn Dr. KUTHE, operirt, während ich selber nur den Schlussakt ausführte.

Die Umgebung des Auges ist sehr schmutzig, die Mitte des Oberlidrandes ist auf $^1/_3$ cm durchschlagen, der Augapfel hat in der Gegend des Schläfenrandes der Hornhaut eine durchbohrende Wunde von etwa 7 mm Länge, die schräg nach oben weit in die Ciliargegend hineinreicht. Die Wunde klafft in ihrer oberen Hälfte, enthält einen stecknadelkopfgrossen Irisvorfall und zeigt zwischen den Wundlefzen ein wenig Glaskörper. Pupille mandelförmig; Glaskörper voll Blut, wie ein Blick lehrt.

Als die Wundgegend dem Sideroskop angenähert wurde, erfolgte kein Ausschlag; ein ganz kolossaler, als der untere-äussere Quadrant herangebracht wurde. Nach gründlicher, aber zarter Reinigung der Umgebung des Augapfels, vorsichtiger Spülung des Auges selber mit schwacher Sublimatlösung (1 : 5000) wird das Auge dem Riesen-Magnet angenähert. Sofort erscheint ein grosses Eisenstück in der Vorderkammer, vor dem Schläfentheil der Iris; kann aber, auch nach Lüftung der Wunde mit dem Spatel, nicht herausbefördert werden, da es vom grossen Magnet fest gegen die Hinterfläche der Hornhaut gedrückt wird. Ebenso wenig gelingt die Ausziehung mit dem schwächeren Ansatzstück an den grossen Magneten. Sowie aber die mittelstarke Spitze meines kleinen Magneten soeben die Wundlefzen lüftet, schiesst der Splitter heran und wird leicht ausgezogen. Der Splitter hat die Gestalt einer Messerklinge, der gekrümmte Rand ist dick, der gerade aber haarscharf; Länge 9,5 mm, Breite 2,5 mm; Gewicht 62 mg. Leider trug der Splitter an seinem spitzen Ende einen Flock schmierigen Wergs, wie es in den Maschinenbau-Anstalten benutzt wird; deshalb stellte ich von vornherein die Vorhersage wenig günstig, trotz der raschen und glatten Entfernung, bei der keine Spur von Glaskörper ausgetreten war, während der Irisvorfall von selber sich zurückgezogen hatte. Morphium-Einspritzung unter die Haut.

Am 13. Januar 1897: Das Auge sieht gut aus, die Linse ist getrübt. Der Verletzte muss während der Verletzung den Kopf stark nach vorn geneigt haben, so dass der Splitter hinter der Schläfenhälfte der Iris die Linse von oben nach unten durchschlagen hat. 15. Januar 1897: Keine Chemosis, die Wunde trocken unter Jodoform. 18. Januar 1897: Nachts Schmerz, die durchschlagene Linse quillt in die Vorderkammer hinein. 22. Januar 1897: Ausziehung der gequollenen Linse durch Lanzenschnitt, ohne Ausschneidung der Regenbogenhaut, unter Amidin-(Holocaïn-)Einträuflung, normal. Die Pupille wird klar, aber dahinter ist Blut in Glaskörperhäutchen zu sehen. 17. Februar 1897: Die Iris sieht grasgrün aus. Wenn diese Färbung bei einem Magnet-Fall vorkommt, rührt sie vom Blut her, nicht vom Eisen. Der Sideroskopversuch ist jetzt negativ.

12. Mai 1897: Das Auge hat Lichtschein, aber nur diesen; ist reizlos, mit grasgrüner Iris; mit fleischrothem Häutchen in einiger Entfernung hinter der Pupille. Ebenso am 23. Juni 1897. Dezember 1898 ist das Auge reizlos, aber ohne Sehkraft.

Wenn wir diese 7 Fälle kritisch prüfen, so kommen wir zu dem Ergebniss, dass bei noch frischer Wunde der Lederhaut, sei es am Hornhaut-Rande oder in einiger Entfernung von demselben, wenn ein Eisensplitter eingedrungen ist, sei es in den Glaskörper, sei es in die Netzhaut, die Einführung meines kleinen Magneten ein durchaus zuverlässiges Verfahren darstellt und im Allgemeinen der Anwendung des Riesen-Magneten überlegen ist.

Für frische Wunden der Hornhaut mit Eindringen des Splitters in die Linse oder in die vorderen Schichten des Glaskörpers gilt das Gleiche. (Wir kommen darauf noch zurück.) Natürlich mache ich jedes Mal den vorsichtigen Versuch, ohne Eingehen in die Wunde den Splitter an den grossen Magneten heran- und auszuziehen Führt aber der Versuch nicht alsbald zum Ziele, so senke ich die keimfreie Spitze meines Magneten in die nöthigenfalls erweiterte Wunde sanft hinein. Mit der von mir angerathenen Vorsicht vermeidet man Glaskörpervorfall und erlebt die prächtigsten Heilungen.

7. Die Entfernung von Eisensplittern aus dem Glaskörper und der Netzhaut nach Schliessung der Verletzungs-Wunde.

A. Kommt der Verletzte erst zur Beobachtung, nachdem die Verletzungswunde geschlossen ist; so galten früher für mich die folgenden Regeln:

1. Muss der Weg zu dem im Glaskörperraum befindlichen (oder im Augengrunde festsitzenden) Eisensplitter kunstgerecht eröffnet werden, so geschieht dies gewöhnlich und am sichersten durch den Meridionalschnitt der Augenhäute in der Aequatorialgegend des Augapfels, das typische Verfahren.

2. Seltener durch den Schnitt am Hornhaut-Rand, indem man (nach Entfernung der Linse oder nach Zerschneidung ihrer Reste) von der tellerförmigen Grube aus den Magneten einsenkt. Dieses Verfahren ist nur in zwei seltenen Fällen angezeigt:

a) Wenn dicht hinter der (jugendlich-weichen) Linse der Splitter sitzt und gleichzeitig mit dem Star entfernt werden soll.

b) Wenn die Linse bereits entfernt war, sei es durch die ursprüngliche Verletzung, sei es durch voraufgegangene Operation.

3. Sehr selten hat man einen im Augengrund festgekeilten mittelgrossen Splitter von der Aussenfläche des Augapfels her frei zu präpariren und mit Zuhilfenahme des Magneten herauszubefördern. Hierzu ist es nothwendig, den Sitz des Splitters nach dem Augenspiegelbild genau zu berechnen. Gelegentlich ist hierbei auch die Durchschneidung eines geraden Augenmuskels[1] nothwendig, um zu dem Sitz des Fremdkörpers vorzudringen.

---

[1] Bei den im Glaskörper befindlichen, also beweglichen Splittern kann man diese Muskel-Durchschneidung umgehen. Sitzt z. B. das Eisen gerade nach unten, so macht man den Meridionalschnitt aussen-unten und richtet sofort das Ende des einzuführenden Magneten nasenwärts.

Der typische Meridionalschnitt (1) kann entweder sofort oder später oder ganz spät (primär, secundär oder tertiär) verrichtet werden, während die Ersatz-Operationen (2 meist und 3 immer) nur spät nach der Verletzung in Frage kommen.

Primär ist die typische Operation, ehe es zur Reizung durch den eingedrungenen Fremdkörper gekommen, d. h. innerhalb der ersten 24 Stunden nach dem Eindringen eines kleinen Splitters. Secundär ist sie während des Reizzustandes, der an das Eindringen des Fremdkörpers sich anschliesst und bis zur umschriebenen Entzündung im Glaskörper ansteigen kann. Tertiär ist die Operation, wenn nach Abklingen des ursprünglichen Reizzustandes, sei es nach Monaten, sei es selbst erst nach Jahren, wegen der Anwesenheit bezw. Lageveränderung eines im Glaskörper beweglichen Eisensplitters, neue Entzündung ausgebrochen war. Bei primärem wie bei secundärem und selbst bei tertiärem Meridionalschnitt habe ich vollen Erfolg erzielt.

Man hat mein Verfahren hart getadelt, zu einer Zeit, wo alle die Vorwürfe bereits durch Erfahrung widerlegt waren.

1. Wundvereiterung habe ich nach dem Lederhautschnitt zur Entfernung von Eisensplittern nicht ein einziges Mal beobachtet, sogar in jenen Fällen nicht, wo der Eisensplitter bereits Glaskörpervereiterung bewirkt hatte, ehe der Kranke zur Behandlung eintraf. Die vollständige Bedeckung der Schnittwunde durch den Bindehaut-Lappen scheint sehr nützlich zu sein.

2. Innere Vereiterung habe ich unter meinen ersten 100 Fällen mit Magnet-Operation einmal beobachtet, wo ich nach meinen sonstigen Erfahrungen Grund zu der Annahme hatte, dass das Auge in der Latenzperiode der durch den Fremdkörper bewirkten inneren Infection zur Operation gelangt sei. Aber dies mag man annehmen, oder nicht: die grosse Zahl der übrigen Fälle zeigt, dass vorsichtige Einführung des keimfreien Magneten keine Gefahr für den Augapfel bedingt.

Unerlässliche Bedingung für erfolgreiche Operationen der Art ist vollständige Asepsie. Den Satz, welchen ich 1885 geschrieben: „Wegen der Heilung kann man bei vorsichtigem, sauberem Verfahren ganz unbesorgt sein,“ halte ich heute gewiss aufrecht. Seit zwölf Jahren habe ich das Magnet-Ende immer, mit der nöthigen Vorsicht, unmittelbar vor der Operation dem kochenden Wasser, bezw. der kochenden einprocentigen Sodalösung entnommen.

3. Glaskörperverlust habe ich fast nie beobachtet; ich

mache diese Operation gewöhnlich nur in tiefer Chloroform-Betäubung. Der Satz eines Fachgenossen, dass „stets Glaskörperverlust" vorkomme, passt nicht auf mein Vorgehen.

4. Glaskörper-Zertrümmerung, oder wie ein andrer Fachgenosse es ausdrückte, „allseitige Durchwühlung des Glaskörpers" widerspricht der von mir gegebenen Regel, den Glaskörper mit dem scharfen Messer bis in die Gegend des Splitters zu spalten.

Zertrümmerung des Glaskörpers bewirkt später Schrumpfung desselben und Netzhautablösung. Ich habe aber drei Fälle schon über 10 Jahre beobachtet; keine Spur von Netzhautablösung ist eingetreten.

5. Eisensplitter, deren genauer Ort im Augen-Innern uns unbekannt ist, habe ich wiederholentlich mit dem „kleinen" Magneten sofort herausgezogen (zu einigem Staunen zufällig anwesender Gäste) und eine Reihe von solchen Fällen schon veröffentlicht.

Nachdem ich die unbegründeten Vorwürfe, die man gegen mein früheres Verfahren erhoben, widerlegt habe, gehe ich über zu einer vorurtheilsfreien Prüfung der Misserfolge.

Zunächst ist hervorzuheben, dass alle Erfolge lediglich der kunstgerechten Anwendung des Magneten zu danken sind. Das gröbere Tasten der früheren Zeit (mit Löffel, Haken oder Pincette) hat keinen einzigen Fall aufzuweisen, wo aus der Tiefe des Glaskörpers oder aus der Netzhaut ein Eisensplitter mit dauerndem Erfolg für die Sehkraft herausgezogen wurde.

Die Misserfolge, die trotz regelrechter Anwendung des Magneten vorkommen, hängen hauptsächlich von der Schwere der ursprünglichen Verletzung ab. Es giebt Fälle jenseits der Grenzen der ärztlichen Kunst.

B. Jetzt erhebt sich die wichtige Frage, ob die vorher erwähnten Regeln noch heute aufrecht zu erhalten sind.

Da muss ich auf Grund eigner Erfahrungen erklären, dass, ganz im Gegensatz zu den Fällen, die mit offner, frischer Wunde kommen, der Riesen-Magnet für die älteren Fälle von Eisensplittern in der Netzhaut oder im Glaskörper zwei erhebliche Vortheile einführt:

1. Er beschränkt die Nothwendigkeit des Meridionalschnittes auf eine Minderzahl von Fällen.

2. Er erweitert das Anwendungsgebiet der Magnet-Operation erheblich, indem er Splitter gefahrlos fördert, die wir früher überhaupt zu operiren Bedenken trugen, da wir kleine Splitter in der Netzhaut bei guter Sehkraft nicht anzurühren wagten.

Die neueren Veröffentlichungen über Magnet-Operation lassen sich zwanglos in drei Gruppen theilen.

Die einen verwerfen kritiklos und ungerecht das ganze Gebäude, das langsam und stückweise von mir aufgerichtet worden, und wenden sich leidenschaftlich dem neuen Verfahren zu. Die zweiten erklären nach eigner Erfahrung und sorgfältiger Prüfung, dass das Haab'sche Verfahren eine Ergänzung des Hirschberg'schen darstellt, aber das letztere keineswegs zu verdrängen vermag. Die dritten verwerfen das Haab'sche Verfahren und wenden lediglich das Hirschberg'sche an.[1]

Ich selbst kann mich der dritten Gruppe, der meiner Verehrer, nicht anschliessen, da ich nicht zu denjenigen gehöre, welche nur ihre eigenen Verfahren anwenden.

Meine alten Erfolge durch den Meridionalschnitt waren Erfolge und sind Erfolge geblieben, da ich sie 10 und 12 Jahre lang im besten Zustand habe verfolgen können, — trotzdem ich einige heute anders operiren würde. Ich kann auch nichts dagegen einwenden, dass Jemand auch heute noch so operirt, — wenn er mit gutem Erfolge operirt.

C. Meine heutigen Grundsätze, nach denen ich mich richte, lauten folgendermassen:

1. Sitzt bei geschlossener Kapsel des Augapfels im Glaskörper oder in der Netzhaut ein Eisensplitter, dessen Sitz bekannt ist, so wird ein dicht oberhalb des letzteren befindlicher Punkt der Lederhaut gegen die Spitze des Riesen-Magneten gebracht, wobei der aufrecht sitzende Kranke Schmerz empfindet, und der Splitter aus seiner Einpflanzung heraus- und (an der Innenseite der Umhüllungshäute) empor-gezogen wird. Nachdem der Magnet so einige Secunden gewirkt hat, wird das verletzte Auge, nöthigenfalls mittelst neusilberner Pincette, langsam nach unten gedreht, so dass die Magnet-Spitze zum Hornhaut-Rand sich emporschiebt, bis der Splitter am Boden der Vorderkammer sichtbar wird, wo er die Iris hervorbuchtet. Danach wird das Auge noch weiter nach abwärts gewendet, bis die Magnet-Spitze über der Hornhaut-Mitte steht, um den Splitter über den unteren Pupillen-Rand zu leiten und frei in die Vorder-Kammer gleiten zu lassen. Dann ist es leicht, sofort am unteren Rand der Hornhaut einen Schnitt mit der mittelgrossen Lanze anzulegen und mittelst des kleinen Magneten den Splitter

[1] Von der ersten Gruppe versage ich mir Beispiele anzuführen, da dies Büchlein lediglich der Praxis, nicht der Polemik dient. Von der zweiten und dritten findet man Beispiele im Centralbl. f. A. 1897, S. 181, u. 1898, S. 339.

auszuziehen. Es gelingt, die runde Pupille zu erhalten und auch die Durchsichtigkeit der Linse zu wahren, falls sie nicht schon beim Durchschlagen des Fremdkörpers beeinträchtigt war.

Niemals habe ich bei diesem Vorgehen mit dem SCHLÖSSER'schen Magneten Herausreissen der Iris oder Blut-Füllung der V. K. oder unliebsames Hineinschleudern des Eisensplitters in den Ciliarkörper beobachtet.

2. Jedes Mal habe ich so den Fremdkörper bekommen, mit Ausnahme von 2 Gruppen von Fällen, a) wenn der Splitter haarförmig dünn war, so dass er nur etwa 1 Milligramm oder noch weniger wog; b) wenn der Splitter, bei erheblich grösserer Masse, schon Jahre lang eingewachsen war und, unter Verrostung, eine nahezu vollständige Erblindung des Auges bewirkt hatte.

Im letzteren Falle gebe ich überhaupt die Operation auf, falls die äussere Einwirkung des grossen Magneten nichts fördert. (Enucleation ist meist unnöthig.) Im ersteren Fall, wo haarfeine oder ganz kleine Splitter (von 1—2 mg) im Glaskörper oder in der Netzhaut sitzen, und von dem Riesen-Magneten gar nicht bewegt werden, warte ich ab, ob sie α) Reizung machen; oder β) Verrostung des Augapfels einleiten: dann müssen sie operirt werden; und zwar schreite ich zum Meridionalschnitt, falls die Linse hart, namentlich wenn sie nur unbedeutend getrübt ist; während ich bei weicher Linse (jugendlicher Kranken) den Hornhautschnitt verrichte und mit meinem kleinen Magneten zu dem Fremdkörper vordringe, wenn er in dem vorderen Abschnitt des Glaskörpers sitzt.

Der Meridionalschnitt, welcher Allgemein-Betäubung durch Chloroform erheischt, ist heutzutage seltner nothwendig; er kann aber von dem nicht aufgegeben werden, der von den verletzten Augen so viele als möglich retten will.

Somit sind die ruhigen Augen mit haarförmigen Splittern in der Tiefe einerseits und die nahezu rostblinden mit veralteten, grösseren Splittern andrerseits heutzutage die einzigen, welche i. A. von der Magnet-Operation ausgeschlossen werden. Alle übrigen können ohne wesentliche Neben-Verletzung von dem Splitter befreit werden.

8. Der Meridionalschnitt.

Alle Vortheile der neueren Chirurgie (Betäubung[1] und Asepsie) sind voll auszunützen.

[1] Ein vorzüglicher Operateur hatte in 18 Fällen keinen vollen Erfolg, zum Theil deshalb, weil er nicht narkotisirte.

Der Schnitt durch die Augenhäute soll nach meinen Erfahrungen hinter der gefährlichen Gegend des Strahlenkörpers in meridionaler Richtung geführt werden, da nur so die meridionalen Fasern der Lederhaut, welche dem Augapfel den eigentlichen Halt geben, geschont werden, während bei der früheren, von M'C Keown gewählten, äquatorialen Schnittrichtung die quere Durchtrennung jener Stützfasern sich recht häufig straft durch spätere Schrumpfung und unheilbare Erblindung des Augapfels. Zum Schnitt verwende ich ein v. Graefe'sches Star-Messer, gelegentlich auch ein feines Scalpell, oder eine Lanze.

Jedenfalls muss der Glaskörper mit dem Messer bis in die Gegend des Splitters gleich mit gespalten werden, um eine sofortige Entfernung des Eisens sicher zu stellen. Der Glaskörper ist nicht eine Feuchtigkeit, sondern ein Gewebe; mechanische Reizung desselben, auch durch wiederholte Einführung des Magneten, kann bindegewebige Schrumpfung mit ihren schädlichen Folgen, selbst Netzhaut-Ablösung, bewirken: keine Operation im Glaskörper kann als Erfolg gebucht werden, wenn man das Ergebniss nicht zwei Jahre[1] lang beobachtet hat.

Mit dem Zirkel misst man (nach Einlegen des Sperrers)[2] von der Mitte des äusseren-unteren (bezw. inneren-unteren) Quadranten der Hornhaut-Umrandung in dem entsprechenden schrägen Meridian nach unten auf dem Augapfel eine Strecke von 6 mm ab, fasst an dieser Stelle, welche dem vorderen Schnitt-Ende entspricht, die Augapfel-Bindehaut, stösst das schmale Star-Messer gleich einige Millimeter tief in den Glaskörper hinein und vollendet bei steiler Messerhaltung den Schnitt durch die Augenhäute nach dem Aequator zu in einer Länge von etwa 5 mm.[3] Sofort wird der Magnet ein-

[1] Zuerst war ich mit einem Jahre zufrieden, bis mich ein Fall belehrte, dass noch nach Jahresfrist Absinken der Sehkraft eintreten kann: allerdings hatte hier ein grosser Splitter (von 120 mg Gewicht!) vier Wochen im Glaskörper gesessen, ehe ich den Verletzten sah und operiren konnte.

Die meisten Schriftsteller sind bescheidener und begnügen sich mit Augenblicks-Erfolgen, namentlich auch Verehrer des Haab'schen Magneten, der offenbar starke Zertrümmerung des Glaskörpers verursachen kann.

[2] Mitunter muss zur Freilegung des Operations-Feldes der äussere Augenwinkel gespalten, mitunter auch in der Gegend des Lederhaut-Schnittes ein Lappen der Bindehaut, namentlich wenn sie geschwollen war, abpräparirt werden.

[3] Aussen-unten erreicht der Schnitt soeben die lichtempfindliche Netzhaut.

gesenkt, einige (5—10, selbst 20) Secunden darin gelassen, bis man den Klang[1] des angezogenen Eisensplitters vernimmt, und langsam mit dem Fremdkörper herausbefördert, um Abstreifen des letzteren an der Wunde zu verhüten. Die Augapfel-Bindehaut wird über die Wunde hinübergezogen und mittelst einiger gekochter Nähte aus carbolisirter Seide geschlossen; die Wundgegend mit einigen Tropfen gekochter Sublimat-Lösung (1 : 5000) oder physiologischer Kochsalz-Lösung berieselt und ein Verband darüber gelegt. Der letztere bleibt im Allgemeinen zwei Tage liegen, während der Kranke ruhige Rückenlage beobachtet. Verband und Ruhe werden mindestens zehn Tage lang fortgesetzt. Vor 4 bis 6 Wochen wird der Kranke nicht entlassen.

9. Die Diagnose der Eisensplitter in der Tiefe des Auges.

Die Magnet-Nadel ist nicht mehr die unsichere Wünschelruthe, sondern in dem Werkzeug von Asmus das allersicherste Verfahren. Mich wenigstens hat sie in keinem einzigen Fall getäuscht. Nur in einem Fall, bei einem 9jährigen unruhigen Knaben, wurde der Versuch, ohne zu einem Ergebnisse geführt zu haben, aufgegeben und sofort zur Ausziehung geschritten, die auch vollkommen erfolgreich war.

Röntgen-Bilder können bei älteren, schwierigen Fällen zur Unterstützung dienen.

Ausserdem sind wir angewiesen auf die erfahrungsmässige Beurtheilung der Verletzungs-Art und der verwendeten Metalle, wobei wir uns auf die Angabe des Verletzten, dass das Eisen wieder herausgefallen sei, nicht im mindesten verlassen dürfen; auf die Beschaffenheit der gesammten Wunde, bezw. Narbe und auf den Augenspiegel-Befund, der allerdings bei frischer Verletzung und starker Blutung in den Glaskörper uns oft genug in Stich lässt.

Fast in keinem der heilbaren Fälle war ich zweifelhaft, dass Eisen in die Tiefe des Auges gelangt sei. Beachtung verdienen Durchbohrungen der Lid-Dicke oder des Lid-Randes, da sie Zeugen der grossen Gewalt sind, mit welcher der Splitter durchschlug. War der Fremdkörper durch die Hornhaut eingedrungen, so sieht man die scharf gerissene linienförmige oder zackige Wunde

[1] Einige Schriftsteller bestreiten den Klang. Das Hören hängt aber doch noch von zwei Dingen ab, erstlich von der Hörschärfe des Arztes, zweitens von der Ruhe im Zimmer. (*Σιγῶντες*, Hippocr. *κατ' ἰητρεῖον*.) Ich höre den Klang immer, wenn der Fremdkörper nicht allzuklein ist.

(bezw. Narbe)[1] der Hornhaut; die Wunde der vorderen und der hinteren Linsenkapsel, den Trübungsschlauch, welcher die Linse von vorn nach hinten durchsetzt, oft die sternförmige Unterlaufung ihrer hinteren Schicht, die Glaskörper-Trübung, die sich anschliesst, die mit Blut bedeckte Anprall-Stelle im Augengrund. War der Fremdkörper durch die Lederhaut eingedrungen, so sieht man die oft recht unscheinbare Wunde der letzteren, mitunter Glaskörper (klaren oder schleimig veränderten) zwischen den Wundlippen, Blut im Augen-Inneren, gelegentlich auch oben im Glaskörper kleine rundliche Luftblasen, die am vorderen Pol einen hellen Reflex-Stern zeigen.

Den Fremdkörper selber kann man in einzelnen Fällen gleich sehen, aber keineswegs in den meisten. In ganz frischen Fällen führt Atropin-Einträufelung und vorläufiger Verband für $^1/_2$, 1, 2 Stunden zu dem erwünschten Ziel, dass der Augenspiegel oder selbst die Betrachtung vom freien Auge, während der Kranke verschiedene Blickrichtungen vornimmt, uns den metallisch schimmernden Splitter zeigt.

In manchen Fällen bleibt eine Schwierigkeit bestehen, nämlich dann, wenn man den Splitter nicht unmittelbar wahrnimmt, seinen Sitz genau anzugeben. Hier hilft das Sideroskop.

Dass der Splitter so gut wie immer im Augen-Inneren steckt, wenn die oben geschilderten Zeichen vorliegen, lehrt die Erfahrung. Der einzige Fall, wo, ohne explosive Gewalt, ein gewaltiger Hammerschlag den Splitter zweimal durch die Augenhäute hindurch getrieben hat, ist eben eine Ausnahme von der Regel.

In diagnostischer Hinsicht möchte ich den folgenden älteren Fall mittheilen:

F. XIII. Der 25jährige O. P. erlitt am 23. December 1881, Vormittags 9 Uhr, beim Meisseln von Eisenguss eine Verletzung des linken Auges. Sofort trat heftiger Schmerz ein und Erblindung des Auges, das nach einiger Zeit etwas Sehvermögen wieder erlangte.

Zustand um 11 Uhr V.: Lappenwunde am unteren Hornhautrande von 3 mm Ausdehnung, rechtwinklig umbiegend in die Lederhaut nach der Strahlkörper-Gegend zu, gleichfalls in der Ausdehnung von 3 mm. Glaskörper voll Blut. Atropin, Verband.

---

[1] Wenn sie in schräger Richtung das Hornhautgefüge durchsetzt, so sieht man bei seitlicher Beleuchtung zwei fast gleichlaufende weisse Linien, die eine an der Vorder-, die andre an der Hinterfläche der Hornhaut, beide verbunden durch ein graues Narbenbändchen. Vgl. die Dissertation meines Assistenten Dr. Pufahl, Berlin 1872.

6 Uhr N.: Schmerz und Reiz gering. Pupille über mittelweit. Iris-Peripherie mit der Wunde verklebt, jedoch nicht vorgefallen. Linse durchsichtig. Dicht dahinter drei Luftblasen im Glaskörper.

Sowie der Kranke nasenwärts blickt, erkennt man bei der Durchleuchtung mittelst des Spiegels oberhalb des wagerechten Meridians drei schwarze Blasen, zwei dicht nebeneinander, die dritte auf jenen, wie man drei Kanonenkugeln anzuordnen pflegt; jede Blase zeigt am vorderen Scheitel einen hellen Stern. Bei seitlicher Beleuchtung schimmern die Kugeln krystallhell.

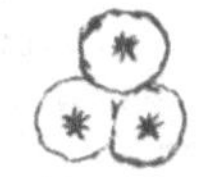

Fig. 7.

Der vordere Theil des Glaskörpers ist voll Blut. Die untere Hälfte der Sehnerven-Scheibe und die darangrenzende Netzhaut von einer mächtigen Blutung bedeckt, Fremdkörper nicht sichtbar. — — — —

Zu einer sicheren Ueberzeugung gelangte ich erst am 19. November 1882, als der Kranke nach längerem Ausbleiben wiederkehrte.

L. Sn. C : 15′, − 30″ Sn. 50 in 15′, Sn. 3 in 8″. G. F. von allen Seiten her eingeengt.

Auge reizlos, Linse klar, im Glaskörper Flocken. Sehnerv (siehe Fig. 8)[1] zart getrübt, wie die angrenzende Netzhaut, aber nicht geschwollen. Nasenwärts vom Sehnerven-Eintritt zieht vor der Netzhaut eine Bindegewebsfalte, die um 2 mm vorragt. Oben geht sie in einen hellen Herd (*A*) über, der ein wenig hervorragt, von einem Netzhaut-Gefäss überzogen wird und von Pigment umsäumt ist; unten in einen mit heller Bindegewebskapsel überzogenen Fremdkörper (*F*), der fast um 5 mm über das Niveau der Netzhaut vorragt und einzelne schwärzliche Stellen zeigt, deren

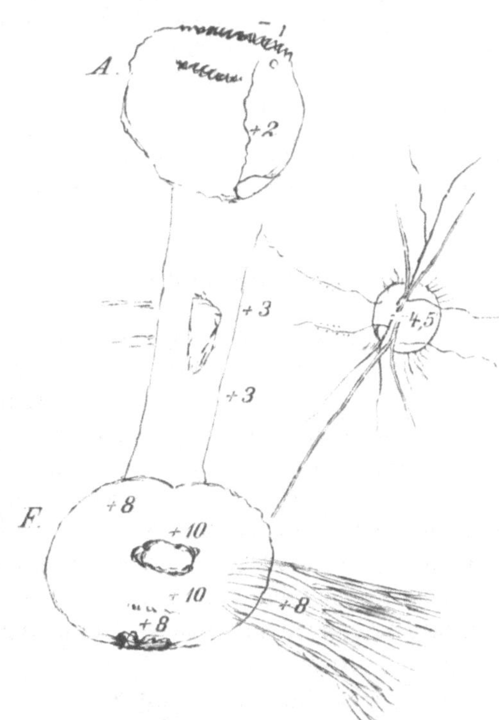

Fig. 8. Aufrechtes Bild des linken Augengrundes.

[1] Die Zahlen bedeuten die Corrections-Gläser in Dioptrien, mit denen ich die einzelnen Theile des Augengrundes im aufrechten Bilde am schärfsten gesehen. Mit − 4,5 sehe ich den emmetropischen Augengrund, mit Null (0), einen Theil, der um 1,4 mm vorragt; mit + 3 einen solchen, der um 2,4 mm vorragt. Bei + 8 ist die Hervorragung etwa 4 mm, bei + 10 etwa 5 mm.

Mitte hell ist und sogar einen matten Metallglanz giebt. Von dem Fremdkörper aus strahlen Glaskörperhäutchen hinein in die Netzhaut, nach untenaussen.

Somit war der Eisensplitter neben dem unteren Linsenrand vorbei durch den Glaskörper geflogen, bei *A* am Augengrunde abgeprallt und bei *F* eingepflanzt und eingekapselt.

Trotz der zunehmenden G. F.-Beschränkung trug ich damals Bedenken, eine operative Entfernung des Fremdkörpers zu versuchen; als aber Patient am 10. Juni 1883 mit heftiger Reizung (Iridocyclitis) wiederkehrte, blieb mir keine Wahl.

Die Operation war erfolglos. Der Splitter wog $28^1/_2$ mg, war 4 mm lang, $2^1/_2$ mm breit, 1 mm dick und stark verrostet.

Ich kann diese diagnostischen Bemerkungen nicht schliessen ohne die Warnung, ja nicht, auf eine Prall- oder Contusions-Stelle einzuschneiden: denn dort findet man kein Eisen — oder man findet überhaupt kein Eisen im Augen-Inneren, weil keines drin war.

Ich habe gelegentlich einen Kranken beobachtet, mit Netzhaut-Ablösung und Bindegewebs-Bildung von Glaskörper-Sondirung, wo Eisen weder damals von dem Operateur (nach gefl. Mittheilung) gefördert worden, noch jetzt von mir mit dem Sideroskop nachgewiesen werden konnte.

10. Die Versorgung des Verletzungs-Stars.

Die Ergebnisse der Operation des Verletzungs-Stars sind i. A. nicht so glänzend, wie wir es wünschen und es beim gewöhnlichen Star erzielen. Das liegt zum Theil an den Schwierigkeiten, welche das verletzte Auge und sein Träger dem Arzt bereiten; zum Theil auch an dem Mangel richtiger Grundsätze. Das Eindringen nicht ganz kleiner Eisensplitter, welche die Hornhaut, die vordere und hintere Kapsel, bei nicht ganz jungen Menschen, breit aufschlagen, veranlasst Verletzungs-Stare, die grosse Sorgfalt erheischen; sonst nützt die Ausziehung der in die Tiefe gedrungenen Eisensplitter gar nichts, das verletzte Auge gewinnt keine oder nur eine ganz dürftige Sehkraft.

Im Allgemeinen empfiehlt es sich nicht, aus der frischen, noch offenen Wunde der Hornhaut, nachdem man den Splitter glücklich ausgezogen, sofort in derselben Sitzung auch den Verletzungs-Star herauszuziehen: man würde zu häufig reichlichen Glaskörper-Vorfall erleben.

Das Auge wird verbunden, der Kranke gebettet. Auch die frühzeitige Entleerung der Linsentrübung, einige Tage nach dem Durchschlagen der Linse, ist undurchführbar, weil gleich nach dem

Hornhautschnitt der Verletzungskanal der Linse durch Eindringen des Glaskörpers breit auseinander klafft.[1]

Drei bis vier Wochen nach der Verletzung hat sich, nach meinen Erfahrungen, eine feste Grenzschicht zwischen Hinterfläche der Linse und Vorderfläche des Glaskörpers gebildet; so dass die Ausziehung der Linse aus einem Schnitt am Hornhaut-Rande ohne Glaskörpervorfall gelingt. Jedenfalls empfiehlt es sich, hier die Iridectomie voraufzuschicken oder beizufügen; und das Austreten der Linse mehr durch Klaffung des Schnittes mittelst des Spatels, als durch Druck mit dem Löffel auf den dem Schnitt entgegengesetzten Hornhaut-Rand zu bewerkstelligen.

Tritt allerdings vorher jähe Drucksteigerung auf, so muss natürlich sofort operirt werden. Chloroform-Betäubung ist dann zweckmässig; es scheint räthlich, lieber etwas Rinde drin zu lassen, als bei fortgesetzten Entleerungs-Versuchen Glaskörper zu verlieren.

11. Beispiele aus früherer Zeit, betr. Eisensplitter im Glaskörper.

a) Primäre Ausziehung eines Eisensplitters von 20 mg aus dem Glaskörper mittelst meridionalen Lederhautschnitts, mit vollkommenem und dauerndem Erfolge. (12jährige Beobachtung.)

F. 1. (XIV). Am 11. September 1879 wurde mir vom Herrn Collegen Dr. Krieger aus Puttlitz der 16jährige E. Kl. aus diesem Ort wegen einer ernsten Augenverletzung gesendet. Des Morgens um 8 Uhr an demselben Tage war K. mit seinem Vater beim Schmieden beschäftigt, als er ganz plötzlich eine Verletzung des rechten Auges und Sehstörung desselben verspürte. Er machte sich mit seinem Vater sofort auf den Weg hierher, welcher 3 Stunden zu Wagen und $3^1/_2$ Stunde auf der Eisenbahn beträgt. Auf das verletzte Auge war ein nasses Läppchen gelegt und ein Taschentuch darum gebunden worden. Nachmittags $3^1/_2$ Uhr desselben Tages finde ich das linke Auge gesund; auch das rechte, das verletzte, ist fast reizlos, es zeigt aber oberhalb des oberen Hornhautscheitels eine Wunde in der Lederhaut. Dieselbe ist etwa $2^1/_2$ mm lang, nahezu wagerecht, um $1^1/_2$ mm vom Hornhautrande entfernt, leicht klaffend.

[1] J. Jacobson, A. f. O. XI, 1, 129.

Klare Glaskörpersubstanz liegt, ohne herauszutreten, zwischen den mit einigen Pigment-Körnchen besetzten Wundlefzen. Die Hornhaut zeigt eine leichte Längsfältelung, in der Vorderkammer ist etwas Blut vorhanden. Natürlich konnte man nicht daran zweifeln, dass der Augapfel einen Fremdkörper beherberge. Der Verletzte wurde sofort verbunden, und im dunklen Zimmer zu Bett gebracht. Am Abend des nämlichen Tages wird der Verband gewechselt. K. giebt sofort eine wesentliche Besserung der Sehkraft an. Das Auge ist reizlos, die Wunde verklebt, die Hornhaut klar und von normaler Wölbung. Kammerwasser durchsichtig. Iris frei von Entzündung. Pupille mittelweit, eiförmig mit oberer Spitze. Offenbar ist die obere Iris-Peripherie gegen die Wunde hingezogen oder mit der inneren Wundöffnung verklebt. Dagegen besteht kein Vorfall. Der Augenspiegel zeigt rothen Reflex des Pupillen-Gebietes. Jedoch ist ein dunkler Faden im Glaskörper sichtbar, welcher oben an der Wundöffnung haftet, ziemlich gerade nach unten hinten zieht und dabei erheblich sich verschmälert. Sowie der Kranke die Blickachse senkt, erkennt man ein ziemlich grosses Eisenstück, das hinter der Linse und in einiger Entfernung von derselben im unteren Theile des Glaskörpers frei sichtbar wird. Der Fremdkörper ist schwarz, unregelmässig, scharfkantig; an den scharfen Bruch-Ecken strahlt er das mittelst des Augenspiegels hineingeworfene Licht hell-metallisch zurück. Natürlich wechselt dieser metallische Reflex bei leichter Drehung des Augenspiegels, das heisst bei wechselnder Richtung des Licht-Einfalls. Sehnerv und Netzhaut sehen normal aus.

Am Morgen des folgenden Tages wird derselbe Zustand festgestellt und sofort zur Operation geschritten. Es wird beschlossen, zwischen dem äusseren und dem unteren geraden Augenmuskel in tiefer Betäubung dem Augapfel einen Meridionalschnitt beizubringen, der hinter dem Strahlenkörper anfängt und sich von hier aus gegen den Aequator erstreckt. Um den Schnitt nachträglich zu decken, wird zunächst nasenwärts von der festgestellten Schnittrichtung ein halbkreisförmiger Bindehautlappen freipräparirt und schläfenwärts über seine Basis zurückgeklappt und die Blutung sorgfältig gestillt. Hierauf fasst mein Assistent, Herr Vogler,[1] mit einer Schloss-Pincette eine Bindehautfalte im wagerechten Meridian des Augapfels nahe dem medialen Hornhautrande, und rollt damit den Augapfel nach innen oben, so weit dies bei eingelegtem Sperrer

[1] Vogler, Pufahl, Homburg — alle drei ruhen längst im kühlen Grab.

möglich. Der Wundarzt fasst mit einer kleinen Pincette das episclerale Gewebe gerade am vorderen Theile des beabsichtigten Schnittes und senkt neben der Pincette das v. GRAEFE'sche Star-Messer in die Lederhaut, die Schneide gegen den Aequator gerichtet. Mit langsamen, sägeförmigen Zügen wird (ohne Contrapunction) ein Schnitt von 4 mm Länge durch sämmtliche Augapfelhäute angelegt. Der Schnitt klafft durch Glaskörpersubstanz, die aber nicht hervor- oder austritt. Hierauf wird das eine schnabelförmige Ende des Electro-Magneten durch die Wunde in's Augen-Innere eingeführt, die Spitze natürlich nasenwärts und die Concavität gegen die Lederhaut gerichtet. Der Fremdkörper folgt nicht.

Sofort wird der Magnet ausgezogen; der Schnitt mit der Schielscheere in seiner ursprünglichen meridionalen Richtung gegen den Aequator zu verlängert, so dass er im ganzen eine Länge von 7 mm erlangt, und der Magnet wiederum eingeführt, in derselben Richtung wie zuvor, aber etwas weiter hineingeschoben und ein wenig gedreht, so dass seine Spitze dem unteren Scheitel des Aequator bulbi näher kommt. Man hört keinen klingenden Ton, sieht aber beim vorsichtigen Ausziehen des Magneten, dass derselbe einen schwarzen Metallsplitter erfasst hat und ohne weiteres aus dem Augen-Innern hervorbringt. Ein Wattebäuschchen wird auf die sanft geschlossenen Lider gedrückt, die etwas oberflächlich gewordene Narcose vervollständigt, der Bindehautlappen über den Schnitt zurückgeklappt, so dass er ihn deckt, und durch zwei Nähte befestigt; endlich noch der bei unsren Star-Operationen übliche Verband angelegt und auch das zweite Auge durch eine leichte Binde verschlossen. Als der Operirte aus der Betäubung erwacht war, klagte er nicht über Schmerzen und wurde in's Bett gehoben. Der Eisensplitter ist 3 mm lang, 2 mm breit und fast 1 mm dick, von schwarzer Farbe, ohne Spur von Rost, mit scharfen, etwas unregelmässigen Rändern; die eine der beiden Hauptbegrenzungsflächen des ziemlich platten und glatten Körpers ist etwas convex, die andere eben. Sein Gewicht beträgt 20 mg.

Die Heilung erfolgt ohne Spur von Reaction.

Am folgenden Tage ist der Augapfel ganz reizlos, aber seine Spannung herabgesetzt. Die Hornhaut leicht gefaltet, die Pupille eng. Am zweiten Tage nach der Operation (14. September) besteht derselbe Zustand. Ein Tropfen Atropin wird eingeträufelt. Am dritten Tage (15. September) erkennt das Auge sicher die Zeit an einer gewöhnlichen Taschenuhr. Das Atropin hat noch nicht gewirkt, erst Abends tritt Erweiterung der Pupille ein. Eine vorsichtige Augenspiegel-Untersuchung zeigt, dass die brechenden Mittel klar sind, und dass man das hintere Ende der durch die Operation gesetzten Lederhaut-Narbe sehr deutlich im Augenspiegel-Bilde erkennen kann.

Am vierten Tage nach der Operation (16. September) ist das Auge reizlos, die Nähte werden entfernt, die von der Bindehaut gedeckte Schnittgegend ist noch ein wenig hervorragend. Auch liegt noch in der Eingangspforte des Fremdkörpers, in der Lederhaut oben, eine klare Glaskörper-Perle. Die Hornhaut ist noch leicht gefaltet, der kleine schmale Glaskörper-Faden wie zuvor. Die Breite des durch graues Narbengewebe gefüllten Scleral-Schnittes (2, Fig. 9)

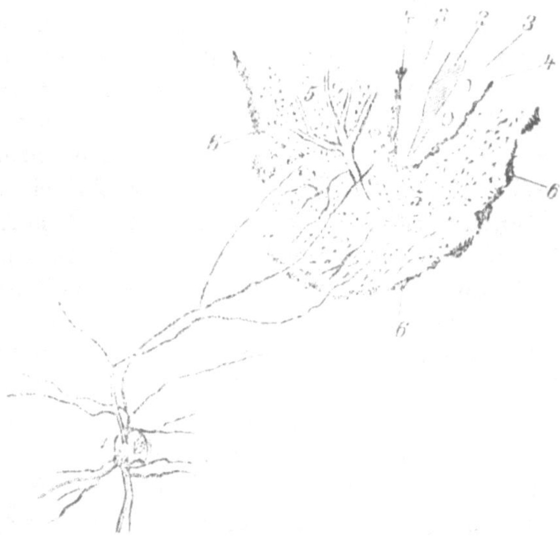

Fig. 9. Augenspiegel-Bild, (mit + 1/2″ entworfenes umgekehrtes Bild).
1 Sehnerv, 2 graue Lederhaut-Narbe, 3 3 freiliegende Lederhaut (mit 2 kl. Blutfleckchen), 4 4 Rand der zurückgezogenen Aderhaut, 5 5 5 entfärbter Herd mit sichtbaren Aderhaut-Gefässen, 6 6 6 scharf begrenzter, pigmentirter Rand desselben.

beträgt ungefähr $^1/_2$ mm, so weit man dies im Augenspiegel-Bilde durch Vergleich mit der Sehnerven-Scheibe abschätzen kann.

Etwa 14 Tage nach der Operation wurde eine genauere Prüfung vorgenommen. Das Auge ist reizlos. Die Eingangs-Oeffnung ist vernarbt, die Schnittgegend kaum noch hervorragend, die Bindehaut daselbst etwas saftig. Die brechenden Mittel des Auges sind klar, aber ein kleiner Glaskörper-Faden noch sichtbar. Sehnerv nebst Umgebung normal. Die von dem Eingriff herrührende Veränderung des Augengrundes beginnt etwa 5—6 Sehnerv-Breiten, oder 7—9 mm, nach aussen-unten vom Rande der Sehnerven-Scheibe, in Gestalt eines scharf begrenzten grossen sectorenförmigen Herdes, dessen vorderes, d. h äquatoriales Ende mit dem Augenspiegel nicht zu erreichen ist. In diesem Herde, über welchen die Netzhaut-Gefässe unverändert und unverdeckt fortziehen, ist der sonst rothe Augengrund

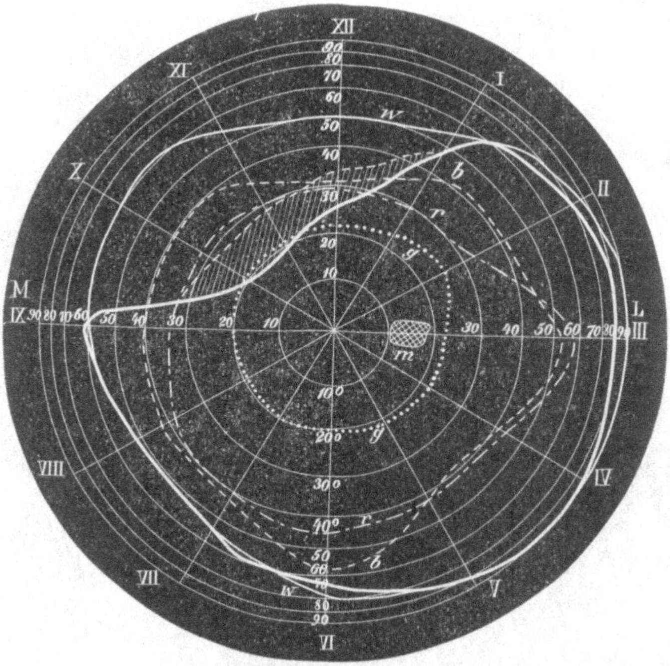

Fig. 10. Gesichtsfeld des rechten Auges.
Orthographische Projection des Gesichtsfeldes. Der Mittelpunkt ist der Fixirpunkt, *m* MARIOTTE's Fleck, *M* mediale, *L* laterale Seite. Die zart gezeichneten Curven geben die Norm, *w* für weiss, *b* für blau, *r* für roth, *g* für grün. Die stark gezeichnete Curve giebt die G. F.-Grenze unseres Falles, die gestrichelte Partie bedeutet eine Zone undeutlicher Empfindung.

hell entfärbt, weisslich, so dass die Aderhaut-Gefässe plötzlich in ziemlicher Schärfe hervortreten; der weisse Grund ist aber durch zahlreiche schwarze Punkte stark getüpfelt. Innerhalb dieses weissen Herdes, etwa vier P von seinem pigmentirten Rande entfernt, erscheint die nach der Sehnerven-Scheibe zugewendete Spitze einer weissen schnabelförmigen Figur, welche von stärkerer Pigment-Anhäufung umsäumt ist, und offenbar den Bereich darstellt, innerhalb dessen die Lederhaut frei liegt, d. h. wo nach dem Schnitt die elastische Aderhaut sich zurückgezogen.[1] Innerhalb dieser weissen schnabelförmigen Figur sieht man eine ihr ähnliche, in verjüngtem Maassstabe, von grauer Farbe: es ist die Lederhaut-Narbe. Vgl. Fig. 9. Was die Seh-Prüfung betrifft, so liest das Auge feinste Schrift (Sn $1^1/_2$ in 9''). Das Gesichtsfeld zeigt natürlich eine mässige

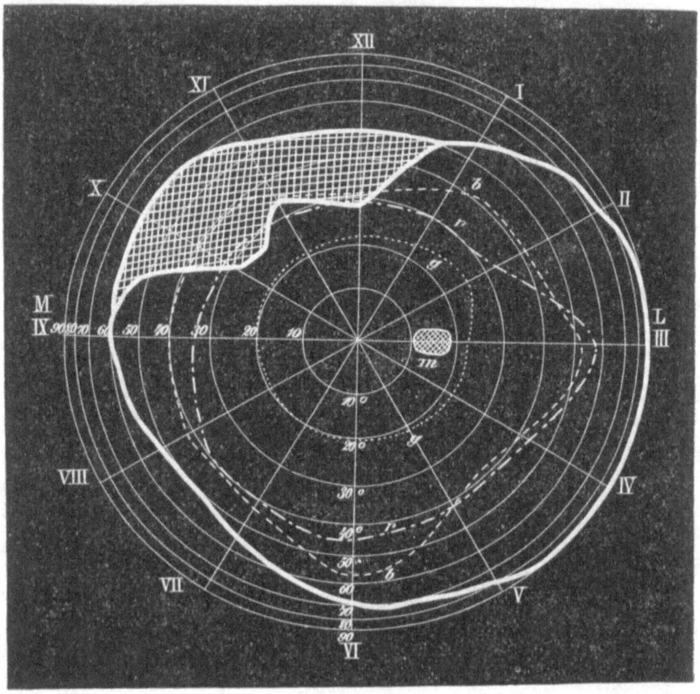

Fig. 11.

Beschränkung im inneren-oberen Quadranten, ist aber nach den übrigen Richtungen hin normal. (Vgl. Fig. 10.)

Nach 4 Wochen wurde der Kranke entlassen mit äusserlich fast

[1] Der helle Reflex von „Scleralnarben“ ist nicht eine neue Beobachtung, wie manche Autoren glauben, sondern schon von ALBRECHT v. GRAEFE (Arch. f. Ophth. I, 1, 406) 1854 wahrgenommen. Vgl. auch SCHAUENBURG, Der Augenspiegel, II. Aufl. S. 21, 1859.

normal aussehendem Auge. Der Glaskörper-Faden ist geschwunden, der Herd im Augengrunde wenig verändert.

Nach 20 Monaten kam der auswärtige Kranke wieder nach Berlin. Es wurde ein reizloses Auge, vollkommenes Fehlen von

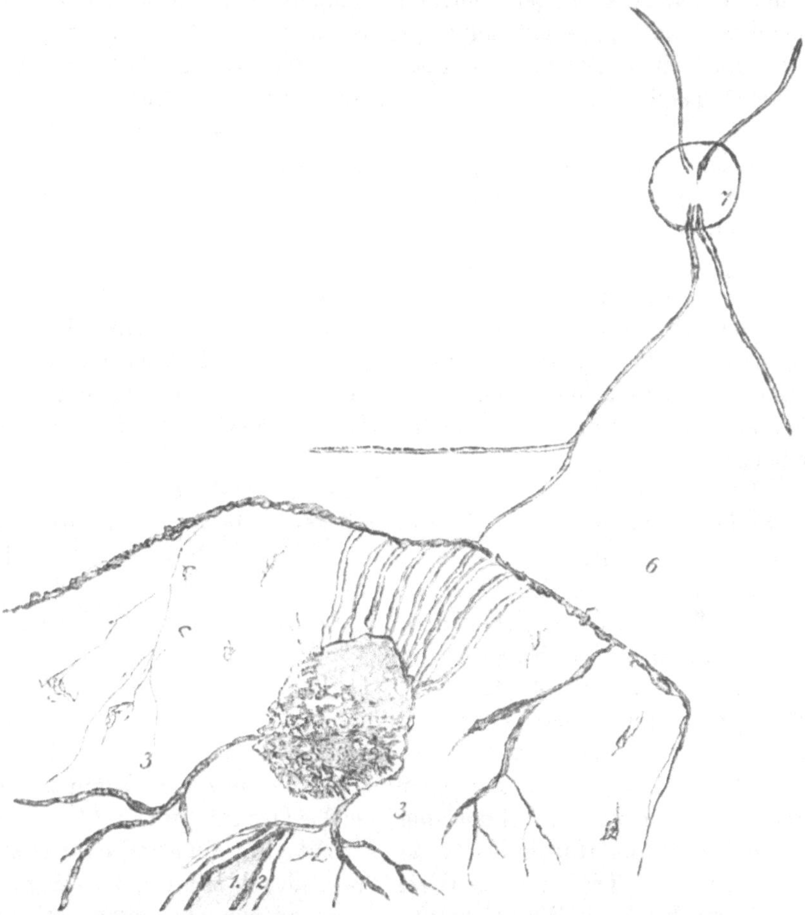

Fig. 12. Aufrechtes Bild des Augengrundes. (Vgl. Fig. 9.)
1 Scleral-Schnitt, 2 heller Saum um denselben, 3 entfärbter Augengrund mit Aderhaut-Gefässen, 4 Pigment, 5 Pigmentsaum, 6 normaler Augengrund, 7 Sehnerv.

Netzhaut-Ablösung und gleich gute Sehkraft festgestellt. Das operirte Auge liest feinste Schrift (Sn $1^1/_2$ in 12"), zeigt dieselbe unbedeutende Gesichtsfeld-Beschränkung (G. F. innen-oben bis 28°; vom 20. bis 28.° Undeutlichkeit,) und denselben Spiegel-Befund.

Nach brieflicher Mittheilung des Operirten vom 12. Jan. 1885 liest das operirte Auge — also 5 Jahre nach der Operation — die feinste Schrift.

Nach $8^1/_2$ Jahren (15. Febr. 1888) wurde der inzwischen zum Mann Herangereifte der Berliner medicinischen Gesellschaft vorgestellt. Das Auge sah ganz normal aus, las feinste Schrift und hatte nur einen geringen G. F.-Ausfall (innen-oben bis 30°). Also ist jetzt das G. F. besser, als bei den früheren Prüfungen. Vgl. Fig. 11. Mit dem Augenspiegel erkennt man die Schnittnarbe inmitten eines Entfärbungs-Herdes. Vgl. Fig. 12. Spannung normal. (Keine Spur von Glaskörper-Trübung oder gar von Netzhaut-Ablösung.)

Nach $12^1/_2$ Jahren konnte ich, da E. K. eine Reise nach Berlin machte, genau denselben Zustand feststellen.

Der Verletzte lebt in einer kleinen Stadt bei Berlin, hat mir vor einigen Jahren einen neuen Fall von Fremdkörper im Augen-Innern zur Operation gesendet, und würde, wenn nachträglich die Sehkraft im geringsten nachgelassen, sich gewiss sofort vorgestellt haben.

Es ist dies mein erster gelungener Fall, an den ich auch heute noch, nach fast 20 Jahren, mit Befriedigung mich erinnere, und der gleichzeitig wohl der am längsten beobachtete der ganzen einschlägigen Literatur sein dürfte.

b) Secundärer Meridional-Schnitt der Lederhaut, $4^1/_2$ Jahre lang beobachtet.

F. 2 (XV). Der 42jährige O. L. kam am 20. Febr. 1889, — während meiner Reise, — 24 Stunden, nachdem er sein rechtes Auge beim Meisseln von Eisen verletzt. Das Auge zählt Finger auf 2 Fuss, zeigt eine Durchbohrung des Oberlids von 2 mm Länge, eine ebenso grosse Durchbohrung der Lederhaut, innen-oben, ungefähr 5 mm vom Hornhaut-Rande entfernt; Röthung und Schwellung der Bindehaut, Trübung des Glaskörpers durch Bluterguss. Magnet-Sondirung durch die Wunde wurde sofort von meinem ersten Assistenten vorgenommen, aber vergeblich. Am anderen Tage Hypopyon, das aber bald wieder schwindet. Es stellte sich Entzündung der Regenbogen-Haut ein, das Auge wurde fast undurchleuchtbar; das Sehvermögen schwand bis auf Lichtempfindung.

Bei meiner Rückkehr, am 19. März 1889, vier Wochen nach der Verletzung, fand ich das Auge blind bis auf Lichtschein und nicht durchleuchtbar, Blut hinter der Linse, tiefe Ciliar-Röthung rings um die Hornhaut. Bei der zweiten Untersuchung entdeckte ich hinter der Linse (unten-innen) bei seitlicher Beleuchtung einen metallischen Schimmer. In tiefer Narcose stiess ich, 6 mm vom unteren Hornhaut-Rand entfernt, eine breite Kurzlanze in's Auge, vollführte einen Meridionalschnitt von 5 mm Länge und holte mit dem starken gekrümmten Magneten das Eisenstück. Dasselbe war 10 mm lang, 3 mm breit, 1 mm dick und wog 120 Milligramm. Kein Glaskörper-Verlust. Reizlose Heilung. Am 30. April las das Auge Sn 3 in 4 Zoll bei freiem Gesichtsfeld; Sn LXX : 15'. Man sieht mit dem Augenspiegel ein Glaskörper-Flöckchen, einen kleinen Strang von der Eingangs-Oeffnung nach unten ziehend, die Schnitt-Narbe unten in der Peripherie. Sehnerv normal, keine Spur von Netzhaut-Ablösung. Ein Jahr nach der Operation sah das Auge ganz normal aus, Sehkraft unverändert.

Die weitere Beobachtung des Falles lehrt, wie nothwendig es ist, eben weiter zu beobachten und wie wenig zuverlässig die kurzdauernden Kranken-Geschichten über die mittelst des Haab'schen Magneten mitsammt einem Stück Iris herausgerissenen Eisensplitter bei kritischer Betrachtung sein dürften.

In unsrem Fall trat Netzhaut-Ablösung ein, nicht in Folge des äusserst glatt angelegten Meridional-Schnitts, sondern weil ein so grosser Splitter (von 120 Milligramm) so lange (4 Wochen lang) im Glaskörper gesessen und Schrumpfung desselben eingeleitet hatte.

7. I. 1891, nahezu 2 Jahre nach der Verletzung, war das Auge reizlos, vermochte aber (mit + 6 D) nur noch Sn XII in 6" zu erkennen, in dem inneren-oberen Quadranten des G. F. bestand ein grosser Ausfall, der mit einem zungenförmigen Fortsatz in den äusseren-oberen Quadranten eindrang und hier den wagerechten Durchmesser erreichte. Der Augenspiegel zeigt eine ausserordentlich zarte Netzhaut-Ablösung, welche, vom Verletzten nicht bemerkt, allmählich sich entwickelt hatte.

Im Jahre 1892, 3 Jahre nach der Verletzung, erkennt das Auge noch Finger in 8 Fuss und (mit + 6 D) Zahlen von Sn XXX in 6". Das Gesichtsfeld hat eine leidliche Ausdehnung (i 50°, a 70°, o 40°, u 60°), zeigt aber dicht oberhalb des Fixir-Punktes einen absoluten Dunkelfleck vom 5.—30.° und von doppelt so grosser Breite als Höhe. Nach unten sieht man mit dem Spiegel eine dicke Glaskörper-Flocke und dahinter zarte Abhebung der Netzhaut von 2 mm Erhebung;

die schnabelförmige Schnitt-Narbe ist sichtbar, nicht aber die Verletzungs-Narbe, welche der Hornhaut zu nahe liegt.

22. VII. 1893, $4^1/_2$ Jahre nach der Verletzung, ist das Auge reizlos, äusserlich fast wie ein gesundes aussehend. Es hat nie Schmerz verursacht. Aber die Sehkraft ist gering, Finger in 2 Fuss excentrisch nach unten. Die zarte Netzhaut-Ablösung reicht bis zu dem Seh-Nerven; der Glaskörper ist i. G. klar geblieben.

Der Fall schien erst eine glückliche Ausnahme von der Regel über die Grösse der Splitter zu bilden (vgl. Kap. 4); später hat er leider aber doch diese Regel nur bestätigt.

c) Tertiäre Ausziehung eines Eisensplitters von $25^1/_2$ mg mittelst meridionalen Lederhautschnitts aus einem an Iridocyclitis leidenden Auge; mit gutem Erfolge für die Sehkraft, nachdem acht Wochen später die getrübte Linse ausgezogen worden. 10jährige Beobachtungs-Dauer.

F. 3. (XVI). Ein 56jähriger Böttcher R. hatte am 28. December 1883 beim Herstellen eines Fasses, indem er mit einem eisernen Hammer auf einen eisernen Reifen schlug, sein rechtes Auge verletzt. Es folgte Sehstörung und Entzündung desselben.[1] Letztere liess dann wieder nach; einige Monate hindurch blieb das Auge reizlos; aber etwa am 10. Juni 1884 trat von Neuem und ohne bekannte Ursache eine so heftige Entzündung des verletzten Auges auf, dass auch das andre behindert wurde, und R. die Arbeit einstellen musste. Nachdem diese Entzündung etwa 14 Tage gedauert, und also seit der Verletzung 6 Monate verstrichen waren, nämlich am 25. Juni 1884, sah ich den Kranken zum ersten Male.

Das linke Auge war normal. Das rechte zählte die Finger auf knapp 3 Fuss Entfernung und hatte einen kleinen Gesichtsfeld-Ausfall nach oben. Dasselbe zeigt das Bild einer schweren Iridocyclitis. Neben Lichtscheu und Thränen bestand eine breite, dunkle Röthung rings um die Hornhaut. In der letzteren sah man nahe dem Schläfen-Rande eine linienförmige, etwas zackige, über 3 mm lange weisse Narbe, wie sie nur durch Eindringen eines Fremdkörpers erzeugt wird; dahinter in der grünlich verfärbten Iris eine narbige Stelle; daneben eine breite hintere Verwachsung. Pupille kaum mittelweit. (Der Kranke hatte schon vorher Atropin gebraucht.) Neben der Verwachsung war die Linsenkapsel verdickt

[1] Die Aerzte, welche ihn behandelten, hatten ihm Entfernung des Eisensplitters nicht vorgeschlagen.

und narbig; die Linse selber getrübt, jedoch nicht vollständig; namentlich gegen den unteren Rand zu nahm die Sättigung der Linsen-Trübung ab.

Schon aus dem geschilderten Befunde stellte ich mit Sicherheit die Diagnose, dass ein kleiner eiserner Splitter im Augen-Innern, und zwar beweglich im Glaskörper, vorhanden sein müsse.

Es galt nunmehr, den Eisensplitter unmittelbar nachzuweisen und auch zur Wahl der Operationsstelle seinen Sitz zu ermitteln. Die damals übliche Magnet-Nadel war bei so kleinen Eisenmassen ganz unsicher. Die brechenden Mittel waren erheblich getrübt; selbst als ich directes Sonnenlicht mittelst eines kleinen Plan-Spiegelchens in's Auge lenkte, sah ich nur, dass die durchsichtigen Mittel namentlich Linse und Glaskörper, einen Stich ins Grüngelbe annahmen — zum Zeichen der schweren entzündlichen Infiltration. Eine etwas bewegliche Glaskörper-Trübung von Schlauch- oder Trichter-Form konnte ich allerdings hinter der Linse, mehr nach unten, wahrnehmen; aber erst bei der zweiten Untersuchung am Abend des folgenden Tages, als der Kranke schon zur Aufnahme gelangt und gründlich mit Atropin behandelt worden, sah ich in jener Glaskörper-Trübung mit Entschiedenheit eine Stelle, die mehr Licht zurückstrahlte, als entzündliche Glaskörper-Trübungen zu thun pflegen, und die folglich als Sitz des Fremdkörpers anzusprechen war. Sie lag nasenwärts vom senkrechten Meridian und nach unten. Der Fremdkörper war also von der Schläfenseite her durch Hornhaut, Iris und Linse eingedrungen, von der hinteren Augapfelwand abgeprallt und nach innen-unten gesunken.

Tags nach der Aufnahme, am 27. Juni, wurde Patient in tiefer Betäubung operirt.

Mit dem Zirkel mass ich von der Mitte des inneren unteren Quadranten der Hornhaut-Umrandung nach innen-unten zu auf der Lederhaut eine Strecke von etwa 8 mm ab, fasste an dieser Stelle, welche dem vorderen Schnitt-Ende entsprach, die Augapfelbindehaut mit einer kleinen Pincette, stiess ein feines schmales Scalpell in meridionaler Richtung in den Augapfel gleich einige Millimeter tief hinein, so dass der Glaskörper etwa bis in die Gegend des Eisensplitters mit gespalten wurde, und vollendete bei steiler Messerhaltung den Schnitt durch die Augenhäute nach dem Aequator hin in einer Länge von etwa 7 mm. Nur wenig Flüssigkeit fliesst aus, aber weder Blut noch Glaskörper-Substanz wird in der klaffenden Scleral-wunde sichtbar. Das gekrümmte, 2 mm dicke Ende meines Electro-Magneten wird eingeführt, das erste Mal vergeblich; aber schon bei der zweiten Einführung bringt es den schwarzen Eisensplitter heraus, der von einer ganz dünnen Schicht gelblicher Masse zum Theil

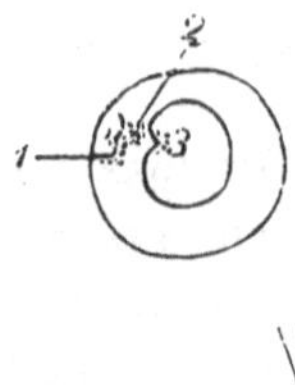

Fig. 13. Rechtes Auge.
1. Hornhaut-, 2. Iris-Narbe,
3. Synechie, 4. Schnitt.

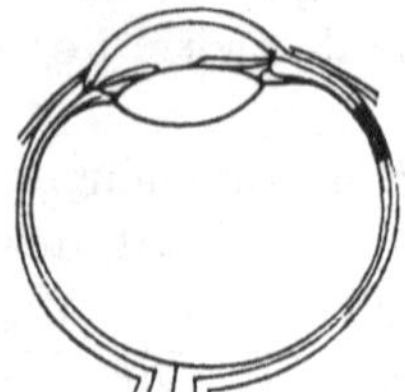

Fig. 14.
Schnitt durch die Augenhäute.

bedeckt ist. Es gelingt, die Wunde des Augapfels mit der Bindehaut gut zu decken. Mittelst einiger Nähte aus feinster carbolisirter Seide wird die Bindehautwunde geschlossen. Mit einer Sublimat-Lösung von 1 auf 10000 wird die Oberfläche des Augapfels sorgsam ausgewaschen und der Verband aus Bruns'scher Verbandwatte mit der gleichen Lösung durchtränkt.

Der Eisensplitter ist unregelmässig, etwa 3 mm lang und breit, wenig dick, wohl ein Stück des Fassbandes, und wiegt $25\frac{1}{2}$ mg.

Die Heilung erfolgte ganz reizlos. Als ich am 10. Juli 1884 den Kranken in der Berliner medicin. Ges. vorstellte, waren erst 13 Tage nach der Operation verstrichen. Die schwere Cyclitis und Glaskörper-Infiltration, zu der das seit 6 Monaten im Augen-Innern verweilende Eisenstück Veranlassung gegeben, hatte nach der Ausziehung von Tag zu Tag erheblich abgenommen. Das Auge, welches ohne den Magneten wohl ziemlich sicher der Ausschälung verfallen wäre, zählte die Finger, wenngleich nur auf kurze Entfernung. Die Sehstörung hängt wesentlich nur von der vorherbestehenden Linsen-Trübung ab und kann späterhin durch Ausziehung der Linse mit höchster Wahrscheinlichkeit wesentlich gebessert werden.

Am 26. Aug. 1884, also 8 Wochen nach der Ausziehung des Eisensplitters, schritt ich zur Entfernung des Stars nach oben, mittelst des gewöhnlichen Verfahrens ohne Betäubung.

Reizlose Heilung.

5. Okt. 1884. mit $+ 3\frac{3}{4}''$ Sn LXX : 15'
mit $+ 2''$ Sn $2\frac{1}{2}$ in 5''.

Sehnerv normal, optisches Bild gut.

März 1885. Meridional-Schnitt-Ende gut sichtbar. Bild des Sehnervs und der Netzhaut vollkommen. Mit + $3^3/_4$ Sn XL : 15; mit + $2^1/_2$ Sn $1^1/_2$ in 7″.

Mai 1890 war der Erfolg derselbe, sechs Jahre nach Entfernung des Eisensplitters, der sechs Monate im Augen-Innern gesessen! In letzterer Hinsicht war der Fall ohne Gleichen in der Literatur.

Zuletzt sah ich den Operirten 23. VI. 97, also etwa zehn Jahre nach dem Eingriff. Das Auge ist reizlos, liest mit starkem Sammelglas noch deutlich Sn $2^1/_2$, obwohl im Laufe der Jahre eine feine Kapsel-Trübung sich herausgebildet hat, und hat ein gutes G. F. (i 50°, o 45°, u 60°, a 70°). Man erkennt den normalen Sehnerv und innen-unten die schnabelförmige Schnitt-Narbe.

Es dürfte somit bewiesen sein, dass der Meridional-Schnitt, selbst in schwierigen Fällen, wenn richtig ausgeführt, dauernde Heilung gewährleistet.

d) Der Vollständigkeit halber bringe ich noch einen Fall von Ausziehung des Eisensplitters aus dem Glaskörper bei Aphakie durch einen Hornhaut-Schnitt, und verweise auf den ähnlich operirten Fall VI, S. 24.

F. 4. (XVII). Tertiäre Ausziehung eines Eisensplitters von 8 mg, der 16 Jahre im Auge verweilt hatte, mittelst Linearschnitts am Hornhaut-Rande und Iridokapsulotomie. Erfolg für die Sehkraft wegen Sehnerven-Atrophie unmöglich. 9jährige Beobachtung.

I. Akt. Der 43jährige Schmied F. W. gelangte am 27. Febr. 1883 zur Aufnahme. 1862 war sein linkes Auge verletzt und von A. v. Graefe operirt; 1867 das rechte Auge verletzt und von Schmidt-Rimpler operirt, mittelst Iridectomie. Letzteres hatte nur schwachen Lichtschein und litt in den letzten Jahren an wiederkehrender Entzündung.

Befund vom 27. Februar 1883. Links Aphakie, lineare Hornhautschnitt-Narbe. Mit seiner Fernbrille Sn LXX : 15′, mit seiner Lesebrille Sn $1^1/_2$ in 5″. — Rechts mässiger Reiz-Zustand, Röthung um die Hornhaut. Tn. Operations-Narbe am Schläfen-Rande der Hornhaut mit Iris-Ausschneidung, Aphakie. Kapsel-Trübung. Nur ein kleiner Kapseltheil am Hornhaut-Rande ist durchsichtig, so dass man einen scheckigen Herd im Augengrunde soeben mühsam erkennen kann. Durchbohrung vom Fremdkörper nicht sichtbar, wohl aber nahe dem medialen Hornhaut-Rande eine graue kleine Stelle in der Iris, die man als Narbe eines Iris-Lochs auffassen muss.

Nach der Art der Arbeit (Hämmern von Eisen auf Eisen), der Iris-Narbe, dem scheckigen Herd im Augengrunde musste Eindringen eines Fremdkörpers in's Augen-Innere angenommen werden. Bei der früheren Operation war er nicht herausgekommen. Der reizlose Zustand, der Jahre lang bestanden, spricht dafür, dass der Splitter zuerst in dem Augengrund fest haftete; später fiel er in den Glaskörper herab und verursachte die wiederkehrenden Reizungen. Aussicht auf Wiederherstellung des Seh-Vermögens war nicht vorhanden, da das Auge nur Lichtschein besass, während man durch das Kapselloch noch spiegeln konnte. Immerhin galt es, die Ausschälung eines Augapfels unnöthig zu machen, der noch keine Zeichen schwerer Cyclitis darbot. Ich beschloss zunächst die Iridokapsulotomie, um einen besseren Einblick in's Augen-Innere zu erhalten und möglicher Weise durch passende Lagerung den Fremdkörper später aus dem Glaskörper in die Vorder-Kammer hinein zu befördern, — jedenfalls aber sogleich einen Versuch mit dem Magneten zu machen. Operation ohne Betäubung, da W. ein Schnaps-Trinker. Lanzen-Schnitt am Schläfenrand der Hornhaut, Spaltung der Kapsel und der Iris im wagerechten Meridian bis gegen den gegenüberliegenden Hornhaut-Rand zu, Einführung des Magneten, der augenblicklich den Fremdkörper herausbefördert. Letzterer, der 16 Jahre im Augen-Innern gesessen, ist dunkel, z. Th. rostig, 3 mm lang, 2 mm breit, 8 mg schwer. Kein Tropfen Glaskörper war verloren worden. Ziemlich reizlose Heilung.

Am 9. März 1883 ist schön rother Reflex aus dem Spalt zu gewinnen, — aber Finger werden nicht erkannt. Ein gelblicher taschenartiger Gewebs-Fetzen, nach meiner Vermuthung die Kapsel des Fremdkörpers, schwimmt bei aufrechter Haltung des Kopfes in der Vorder-Kammer und schlüpft durch die weite Kapsel-Oeffnung sofort in die Tiefe des Glaskörpers, sowie der Kopf des Patienten stark nach hinten geneigt wird. Sehnerven-Eintritt ganz atrophisch. In der Netzhaut nach unten wird ein heller Fleck (= Sitz des Fremdkörpers?) und zahlreiche schwarze Herde sichtbar, einzelne auch näher dem Centrum. Das Bild des Augengrundes ist klar sichtbar. Vom chirurgischen Standpunkt stellt der Fall einen Erfolg dar; vom humanen ist leider der Gewinn für den Arbeiter nur unbedeutend: aber die Entfernung des Augapfels ist doch vermieden!

Fig. 15 giebt ein Bild des Augengrundes. Der Sehnerv ist weiss, die Gefässe eng. Die Peripherie des Augengrundes mit zahlreichen schwärzlichen und scheckigen Herden gepflastert, die auch bis in die Nähe des Sehnerven und des Fixirpunktes vordringen. — Der gelbe Gewebs-Fetzen ist Anfang 1885, 2 Jahre nach Entfernung des Splitters, noch sichtbar und durch Kopfneigung nach Belieben in die Vorder-Kammer, bezw. den Glaskörperraum zu bringen, die Reizung des Auges seitdem erloschen.

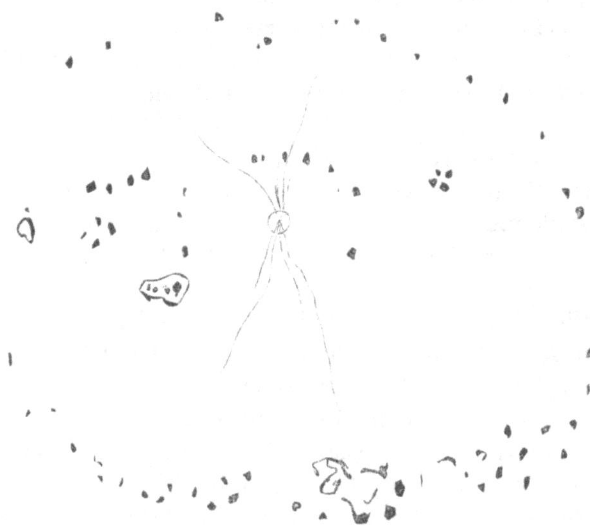

Fig. 15.

II. Akt. Neue Aufnahme 24. III. 1885.

In letzter Zeit erfolgten neue Reizungen dadurch, dass der gelbe Fetzen gelegentlich durch den künstlichen Spalt der Linsen-Kapsel in die V.-K. gelangte, auf die Hinterfläche der Hornhaut sich legte und eine sogar an deren Vorderflächc sichtbare Entzündung verursachte. Deshalb wird zur Ausziehung des Gewebs-Fetzens geschritten. Cocaïn wird eingeträufelt. Der Kranke sitzt auf einem gewöhnlichen Stuhl, sein Kopf wird über die Lehne des letzteren stark nach vorn geneigt, bis der Fetzen durch den Spalt in die Vorder-Kammer sich gesenkt hat. Dann wird der Kopf des Kranken langsam erhoben und gerade gehalten; der Fetzen liegt in der unteren Kammerbucht. Der Gehilfe steht hinter dem Kranken, hält den Kopf des letzteren gegen seine Brust und zieht die Lider ab.

Der Wundarzt fasst mit einfacher Pincette den Augapfel, bringt ihm am unteren Rand der Hornhaut einen Lanzen-Schnitt bei und holt mit der Kapsel-Pincette das gelbe Gewebsstück, welches hier als Fremdkörper gewirkt hatte. Es fällt nichts vor, weder Regenbogenhaut noch Glaskörper. Reizlose Heilung. 28. III. 85 ist die Hornhaut-Entzündung fast beseitigt. Eine kleine Stelle der Hornhaut ermangelte noch des Epithels für einige Zeit.

Die mikroskopische Untersuchung des herausgezogenen Fetzens ergab Folgendes: Das Gebilde ist Linsen-Kapsel mit wuchernden Epithel-Zellen; in den letzteren sind FLEMMING'sche Kerntheilungs-Figuren schön sichtbar. Zerfallene Epithel-Massen zeigen schwache Eisen-Reaction. Somit war es nicht Kapsel des Eisensplitters, sondern Rest der Linse, welcher bei der Iridokapsulotomie beweglich geworden.

15. VII. 85, ferner 24. V. 90 und endlich 17. II. 92 wurde das Auge in vollkommen reizlosem Zustand angetroffen, vollkommen durchleuchtbar, mit der schon oben beschriebenen Augengrund-Veränderung.

e) Schliesslich habe ich noch über einen Fall zu berichten, wo ein in den Augenhäuten festhaftender, in den Glaskörper hervorragender Splitter durch Frei-Präpariren von aussen her und mittelst des Magneten herausgezogen wurde.

F. 5. (XVIII). Am 19. August 1893 flog dem 26jährigen A. H. beim Hämmern an einem Nietknopf Eisen mit grosser Gewalt gegen das linke Auge. Er ging sofort zum Kassenarzt, welcher ihm gesagt habe, dass nichts darin sei.

Wegen starker Abnahme der Sehkraft ging er 2 Monate später in eine Augen-Heilanstalt, wo ihm gesagt sei, es wäre nichts zu machen, er solle schwitzen. 3 Tage später kam er zu mir.

14. IX. 93: Das linke Auge ist äusserlich reizlos, eine Narbe nicht sichtbar, dagegen sieht man in der äussersten Ecke des Schläfen-Winkels eine schwärzliche Stelle unter der Bindehaut, die Hervorragung des Fremdkörpers. Die Iris schlottert, besonders nasenwärts. Die Linse ist an ihrem Nasen-Rand getrübt, sonst durchsichtig. Sehnerv normal, nur die Netzhaut-Venen geschlängelt und erweitert. Netzhaut-Mitte frei. Peripherie oben und unten auch; innen nicht sichtbar, wegen Linsen-Trübung. Aber schläfenwärts, vgl. Figur 16 (des umgekehrten Bildes), von Herrn Collegen SCHEIDEMANN gezeichnet, entdeckte ich einen hellen schnabelförmigen Herd im Augengrund (1), mit einem Blutstreifen (2) und kulissen-artig

stark vorspringender bläulicher Glaskörper-Trübung (3), und unterhalb derselben (bei 4) eine ganz zarte Netzhaut-Ablösung.

$S = \frac{15}{LXX}$, G. F. i 45°, a 60°, o 40°, u 60°.

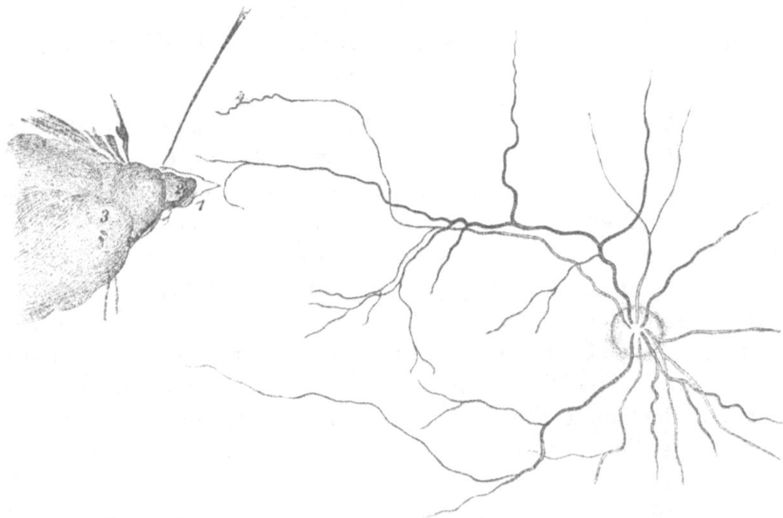

Fig. 16.

Der Splitter muss, da er aussen wie innen vorragt, gross und fest eingekeilt sein. Die Bindehaut wird an der schwärzlichen Stelle eingeschnitten. Mein Electro-Magnet, der 1 Pfund trägt, zieht die äussere Spitze an, aber nicht heraus. Es ist nöthig, das Ende des Splitters mit der Pincette zu packen und mit der Scheere so hart wie möglich am Eisen einige lockernde Schnitte anzulegen, bis die Ausziehung gelingt. Eine rostbraune Höhle der Lederhaut ist freigelegt. Dieselbe wird sorgsam ausgespült und die Bindehaut durch 2 Nähte geschlossen.

Reizlose Heilung. 20. X. 93 Entlassung.

$S = \frac{15}{40}$, + 4 D. Sn $1^1/_2$ in 6", G. F. a 70°, i 60°, u 60°, o 60°.

Der Herd im Augengrund noch ziemlich unverändert. — 10. II. 98, also nach mehr als vier Jahren, kehrt er wieder, seit kurzem Abnahme der S. Finger 5'.

G. F. schläfenwärts stark eingeengt, bis auf 10° vom Fixirpunkt. Glaskörper-Trübung dicht hinter der Linse. Weiter nichts zu sehen.

19. X. 98 Finger in 2 Fuss. Druck eher hoch. Auge reizlos.

Epikrise. Der Fall gelangte zu spät zur Operation, als der Fremdkörper bereits Netzhaut-Ablösung u. s. w. eingeleitet hatte. Durch die Ausziehung des Splitters ist vielleicht Ausschälung des Augapfels vermieden worden.

12. Beispiele aus früherer Zeit, betr. Eisensplitter in der Netzhaut.

F. 1 (XIX). Am 13. Februar 1892, Nachmittags, gelangte Herr P. S. aus B., 21 Jahre alt, zur Aufnahme. Er hatte Vormittags um 10 Uhr dabei gestanden, als sein Bruder mit einem Meissel ein Stück von einem stählernen Stab-Magneten abschlug, und sofort eine Verletzung des rechten Auges verspürt. Das Auge ist reizlos. Vor dem äusseren-oberen Quadranten der künstlich erweiterten Pupille sitzt in der Hornhaut eine verharschte Wunde von 3 mm, dahinter ist ein Riss in der Regenbogenhaut, dahinter eine Trübung unter der Vorderkapsel, mit kleiner Wund-Oeffnung in der letzteren, ein Trübungs-Schlauch, der die Linse von vorn nach hinten durchsetzt, und eine sternförmige Trübung der hinteren Rinde, nach oben und schläfenwärts, zu sehen.

Sowie das Auge nach innen-unten blickt, sieht man mit dem Augenspiegel den in der Netzhaut-Peripherie haftenden und in den Glaskörper hervorragenden, schwarzen Fremdkörper, der 3 mm lang und über 1 mm breit sein dürfte. Eine zeltförmige, frische Blutung ragt von der Einpflanzungs-Stelle in den Glaskörper hinein, nach vorn zu rasch sich verbreiternd. Verband, Bettlage.

Die Lücke an dem Magnet-Stab, den ich nach einigen Tagen zu sehen bekam, entsprach einem Dreikant von etwa 3 mm Länge und $1^1/_2$ mm Breite wie Dicke. In den nächsten Tagen blieb das Auge reizlos, die Linsen-Trübung nahm zu. Dann trat zunehmende Empfindlichkeit auf.

In der Nacht vom 23. zum 24. Februar wurde ich zu dem Kranken gerufen, da das Auge sehr schmerzhaft geworden. Morphium-Einspritzung. Am Morgen des 24. ist der Lid-Rand gedunsen, die Augapfel-Bindehaut roth geschwollen, der Glaskörper aber frei von Eiter, soweit dies durch die halbtrübe Linse zu sehen ist. Man erkennt auch noch den Fremdkörper, der nach innen-unten zu in der Netzhaut festsitzt.

Jetzt ist Zuwarten nicht mehr möglich, ich schreite sogleich zur Operation. Zuerst wird unter Cocaïn der Augapfel stark nach oben-aussen gedreht und nachgesehen, ob etwa der Splitter durch die Lederhaut nach aussen hervorragt. Dies ist nicht der Fall; das Aufsetzen des Magneten auf den entsprechenden Theil der Augapfel-Bindehaut auch nicht schmerzhaft. Nunmehr wird sofort tiefe Chloroform-Narkose eingeleitet, ein dreieckiger Bindehaut-Lappen, mit der Spitze 5 mm vom Hornhaut-Rand entfernt, mit der Grundlinie gegen den Aequator, innen-unten abpräparirt, umgeschlagen und vorläufig durch Naht an der Nase befestigt und als nach Freilegung der Lederhaut im innen-unteren Quadranten ein Vorragen des Splitters nicht wahrgenommen wird, dicht hinter dem Aequator in meridionaler Richtung (nach innen-unten) das Lanzenmesser aufgesetzt und den Augen-Häuten ein Schnitt von 4—5 mm beigebracht, sofort der Magnet von 2 mm Dicke eingeführt, nach hinten gesenkt und augenblicklich beim ersten Einführen das Eisen-Stückchen herausbefördert. Klarer Glaskörper ist zwischen den Wundlippen sichtbar, aber es tritt nichts aus. Der Bindehaut-Lappen wird zurückgeklappt, so dass er die Wunde völlig deckt, und durch zwei Nähte vorn befestigt. Der Splitter war in der That ein Dreikant (Tetraëder) von 3 mm grösster Länge, 2 mm Breite und $1^1/_2$ mm grösster Dicke, mit scharfer Spitze, und 11 mg schwer.

Der heftige Schmerz war wie fortgeblasen. Die Heilung erfolgte reizlos. Am 2. März wurden die Nähte entfernt. — Am 9. März sah man noch die helle Stelle, wo der Splitter gesessen. Aber die Trübung der von dem Fremdkörper durchschlagenen Linse machte Fortschritte. Am 20. April 1892 war das Auge reizlos. Spannung gut. G. F. n., Finger auf $^1/_2$ m, Linse undurchleuchtbar. — Ehe ich zur Entfernung des trüben Linsen-Systems schreiten konnte, erfuhr ich, dass der Kranke zu Hause Anfang Februar 1893 am Herzschlag verstorben sei.

F. 2. (XX). Herr E. M. aus R., 29 Jahre alt, kam am 22. Februar 1893 zur Aufnahme, Tags nachdem ihm beim Eisen-Stanzen ein kleiner Splitter in's rechte Auge geflogen. Das Auge ist reizlos, hat mässige Sehkraft, zeigt nahe der Mitte der Hornhaut eine verharschte Wunde von 2 mm Länge, dahinter in der Nasenhälfte der Regenbogenhaut einen linienförmigen Spalt von 2 mm Länge, eine durchschlagende Trübung der Linse, an diese sich anschliessend eine bläuliche, sackförmige Trübung im Glaskörper; und im Augengrund, nach innen-unten, einen Eisensplitter von schätzungsweise 2 mm Länge, der in der Netzhaut, auf einem weissen, blutumsäumten Felde, festsitzt, in den Glaskörper vorragt, nur an den Kanten schwarz aussieht, auf den sichtbaren Flächen von einer weissen Kapsel überzogen ist. An dem weissen Feld haftet eine trichterförmig nach vorn ziehende Trübung des Glaskörpers. Wird der Bogen des Hand-Perimeters aus der senkrechten Lage um 30° nach innen-unten gedreht, so erscheint, wenn das verletzte Auge den Punkt des 70. Grades fixirt, dem am Pol des Perimeters befindlichen Auge des Beobachters das Bild des Fremdkörpers. Also liegt der letztere, in dem entsprechenden Meridian, ungefähr am Aequator des Augapfels oder etwa 12 mm vom Hornhaut-Rand.[1]

Die weisse Trübung um den Fremdkörper nahm zu, ebenso die Linsen-Trübung, das Auge war reizlos, aber nicht ganz schmerzfrei.

Bei der Prüfung am 10. März 1893 zählte es Finger auf 1 m, das Gesichtsfeld zeigte eine geringe Einschränkung nach oben und besonders nach aussen-oben (im ersten Meridian), etwa von 10°.

Da der Fremdkörper grösser, als der Sehnerven-Querschnitt; war es fraglich, ob er vertragen werden würde. Da ferner der Kranke doch, um wieder voll erwerbsfähig zu sein, von seinem Verletzung-Star befreit werden musste, die Star-Ausziehung aber bei Anwesenheit des Fremdkörpers in der Netzhaut bedenklich schien, so beschloss ich zunächst die Entfernung des Splitters.

Am 16. März 1893 wurde, unter tiefer Chloroform-Betäubung, ein Bindehaut-Lappen innen-unten von der Lederhaut abgelöst, und in dem betreffenden Meridian (30° nach innen-unten von dem senkrechten), 8 mm entfernt vom Hornhaut-Rand, ein meridionaler Schnitt von 5 mm Länge mit der Lanze durch die Augenhäute angelegt, der gebogene Magnet von 2 mm Dicke eingeführt: nach wenigen Secunden hörte man den „Klick“ und zog den Fremdkörper aus. Glaskörper trat nicht hervor. Der Bindehaut-Lappen wurde über die Wunde zurückgeschlagen und durch zwei Nähte befestigt. Die Heilung erfolgte reizlos. Der Splitter war nur 2 mm lang, nicht sehr dick und wog $3^1/_2$ mg.

Am 17. April 1893, also fünf Wochen nach der ersten Operation, wurde der Verletzung-Star aus einem kleinen Hornhautlappen-Schnitt entfernt.

Herr M. benimmt sich, trotz guter Cocaïn-Wirkung, recht mittelmässig, was wir leider bei diesen Kranken verhältnissmässig oft erleben. Die Operation wird aber zufallsfrei vollendet.

Auch die zweite Operation heilte regelrecht.

---

[1] Vgl. das folgende Kap.

Am 17. Juni 1893 liest das operirte Auge (mit + 14 D s ⊂⊃ + 1 D c →) Sn xx auf 15 Fuss ganz sicher und mit + 18 D feinste Schrift (Sn $1\frac{1}{2}$ in 8″). Das Gesichtsfeld scheint jetzt normal. Mit dem Augenspiegel erkennt man die Narbe des Fremdkörpers (als eine kleine rundliche helle Stelle, von Pigment umgeben,) sowie die schnabelförmige des Lederhaut-Schnitts. Man sieht, dass die letztere von der ersteren nasenwärts etwa um 2 mm abgewichen ist, aber mit ihrer hinteren Spitze noch ein wenig (etwa 1 mm) über den Sitz des Fremdkörpers nach hinten vordringt. Wer eine so schwierige Berechnung mit dem Messer auf das lebende Auge überträgt, muss auf eine kleine Abweichung gefasst sein; dieselbe ist aber ohne Bedeutung, da dem Magnet sowohl einige Fernwirkung als auch Beweglichkeit zukommt. 20. VII. 94, also $^5/_4$ Jahre nach der Magnet-Operation, ist das Auge reizlos, hat mit + 13 D. $S = \frac{15}{XL}$ und liest mit + 18 D. Sn $1\frac{1}{2}$ in 8—10″; G. F. n. —

Die Schwierigkeit der Operation wächst mit der Grösse des Splitters und namentlich mit seiner Annäherung an den hinteren Augenpol.

F. 3. (XXI). Der 15jährige Schlosserlehrling M. C. aus B. stand am 13. Januar 1894 dabei, als Eisen auf Eisen gehämmert wurde. Ein Splitter flog ihm in's rechte Auge. Es erfolgte eine starke Blutung.

Am 17. Januar 1894 kam er zur Aufnahme. Am rechten Auge besteht innen-unten eine quer durch den Hornhaut-Saum ziehende, verharschte Wunde von etwa 3 mm Länge; aus derselben hängt ein mit Faserstoff bedeckter Fetzen der Regenbogenhaut heraus. Vorderkammer gebildet, Linse durchsichtig, ein pyramidenförmiges Blutgerinnsel durchsetzt, von der Wunde anfangend, den Glaskörper innen-unten bis zum Sehnerven-Eintritt; dicht unterhalb des letzteren haftet der Fremdkörper, überdeckt von mächtigen Blutungen der Netzhaut, die in den Glaskörper vorragen. Das Auge zählt Finger auf 10′ und hat im äusseren-oberen Quadranten des Gesichtsfeldes einen dreieckigen Ausfall, dessen Spitze bis auf 10^0 an den Fixirpunkt heranrückt.

So viel ist klar, dass der Splitter selber aseptisch sein muss. Aber die Eingangspforte ist gefährdet, das Auge auch durch den Vorfall gereizt. Deshalb wird der letztere am 22. Januar 1894 unter Chloroform-Betäubung abgetragen.

Nach der Verheilung der Wunde lehrte die genauere Untersuchung des Augengrundes das Folgende. (Vgl. die schematische Figur 17.)

Der Sehnerven-Eintritt (S) ist undeutlich begrenzt, geröthet, die Netzhaut-Venen verbreitert, geschlängelt. Dicht darunter sitzt auf entfärbtem, zum Theil blutgetränktem Grunde ein weisser Fremdkörper (f_1, schraffirt), der um etwa 1 mm in den Glaskörper-Raum vorragt. Dann folgt eine mächtige Blutschicht (b, b, b, punktirt) und hierauf eine zweite helle Stelle in der Netzhaut (f_2, schraffirt). Erst glaubte ich in f_2 eine Anprallstelle des Fremdkörpers zu erblicken, aber bald wurde durch Verringerung und Aufsaugung der Blutschicht klar, dass wir mit einem fest eingewachsenen, von weisser Kapsel überzogenen Eisensplitter zu thun hatten, der von f_1 bis f_2 reicht und ungefähr 6 mm lang, 3 mm breit ist. Noch nie hatte ich einen so grossen Eisensplitter mit dem Augenspiegel in der Netzhaut gesehen.[1]

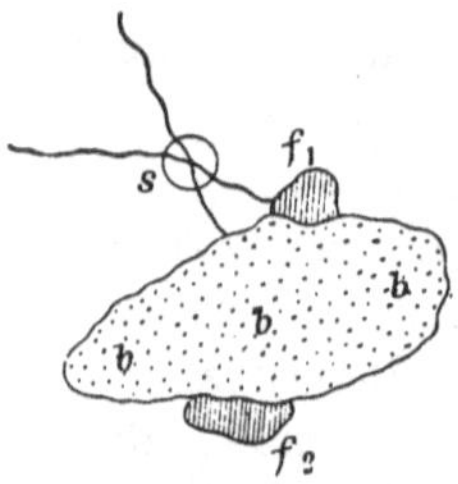

Fig. 17.

So ungern man einen dicht am Sehnerven-Eintritt sitzenden Splitter angreift, so musste die abwartende Behandlung doch aufgegeben werden. Trotz reizlosen Zustandes hatte der Junge Schmerzen und musste mit verbundenem Auge zu Bett gebracht werden. Die Sehkraft nahm ab, so dass das Auge nur Finger auf einige Fuss zählte, die Bindegewebsbildung in der Netzhaut nahm sichtlich zu, der Sehnerven-Eintritt wurde mehr und mehr undeutlich, die Venen stärker geschlängelt.

Am 20. März 1894 schritt ich zur Operation. Zunächst machte ich unter Cocaïn drei aufeinanderfolgende Versuche, mit einem ziemlich starken, auf den Augapfel (innen-unten) aufgesetzten Magneten den Splitter aus seiner Einpflanzung heraus in den Glaskörper zu ziehen. Der Jüngling hatte Schmerz dabei, aber das Augenspiegel-Bild änderte sich nicht, nur schien etwas mehr Blut in der Umgebung des Fremdkörpers aufzutreten. Somit blieb nichts übrig, als der hintere Schnitt, um mit dem Magneten den Fremdkörper zu berühren und herauszuziehen.

Unter tiefer Chloroform-Betäubung wird nach innen-unten ein Bindehaut-Lappen frei präparirt, der Augapfel am Aequator gepackt

[1] Der grösste, den ich bis dahin beobachtet, maass $4^1/_2 \times 2^1/_2 \times 1$ mm ($28^1/_2$ mg). Vgl. F. XIII, S. 46.

und dahinter ein wagerechter Lanzenschnitt von 6—7 mm durch die Augenhäute angelegt, etwas unter dem wagerechten Meridian, dicht unterhalb des äusseren Muskels. Ein kurzer, starker Magnet von 3 mm Dicke wird eingeführt, zweimal vergeblich, beim dritten Mal holt er in die Wunde den Splitter, der aber mit dem Augengrund durch Gewebsfasern verbunden bleibt. Flugs werden diese mit der Scheere durchschnitten. In demselben Augenblick erscheint klarer Glaskörper zwischen den Wundfetzen, ohne aber hervorzutreten. Die Wunde wird schleunigst durch den Bindehaut-Lappen überdeckt und dieser durch zwei Nähte befestigt.

Der Splitter ist in der That über 6 mm lang und 3 mm breit und nicht ganz dünn. Er ist bis auf einige schwarze Kanten ganz und gar in eine gelbweisse Kapsel gehüllt und theilweise mit einer älteren Blutschicht bedeckt, wie wir es mit dem Augenspiegel gesehen hatten. Das Gewicht ist beträchtlich, nämlich 60 mg.[1]

Die Heilung erfolgte reizlos. Bei der Entlassung (6. Mai 1894) zählte das Auge Finger auf 5′ und zeigte den Gesichtsfeld-Ausfall wie vor der Operation. Das Auge ist reiz- und schmerzlos, von guter Spannung und sieht, abgesehen von der Gestalt-Veränderung der Pupille, ganz natürlich aus. Von der Operations-Narbe ist äusserlich nichts zu sehen. Hornhaut und Linse klar, Glaskörper rein, Gegend des Sehnerven-Eintritts von Blut und weisslichen Flecken eingenommen. Es ist schwer zu sagen, ob hinter und neben dem Blut, dicht unterhalb des Sehnerven-Eintritts eine kleine, flache Netzhautablösung besteht. Schnitt-Narbe undeutlich sichtbar, einige Millimeter vom Sehnerven-Eintritt entfernt. Nach 4 Wochen war die Sehkraft noch geringer. Der Knabe reiste in seine Heimath und ward nicht mehr gesehen.

13. Ueber die Berechnung von hinteren Lederhaut-Schnitten.[2]

So leicht die Entbindung des Stars aus dem typischen Hornhaut-Schnitt, so schwierig ist die kunstgerechte Ausziehung eines im Augengrunde festhaftenden Fremdkörpers.

Im ersten Fall, dem des Stars, ist die Grösse des auszuziehenden

[1] Er gehörte also zu den mittelgrossen, für die nur die primäre Operation Aussicht auf Erfolg hat.

[2] Vgl. C.-Bl. f. prakt. A. 1891, Novemberheft.

Körpers genügend bekannt; bekannt und sichtbar von Anfang bis zu Ende ist seine Lage. Im zweiten Fall kann Grösse und Lage jenes Körpers nur annähernd vorher berechnet werden. Ist diese Berechnung nicht richtig gemacht, oder aber das richtige Ergebniss der Rechnung nicht genau genug in die Schnittführung übersetzt worden; so verfehlen wir den Fremdkörper, den wir noch dazu während der Operation nicht vor Augen haben,[1] und können ihn entweder gar nicht oder doch nur nach ernster Beleidigung der inneren Augentheile herausbefördern.

Wie trifft man am sichersten die richtige Stelle?

I. Zuerst sind die Maasse des menschlichen Auges genau zu berücksichtigen.

II. Sodann ist 1. die Gesichtsfeld-Messung, 2. das Augenspiegel-Bild, und zwar a) des ruhenden, b) des passend gedrehten Augapfels zu Hülfe zu nehmen.

I. Fig. 18 ist (nach ARLT) der normale Umriss des wagerechten Durchschnitts vom rechten Augapfel.

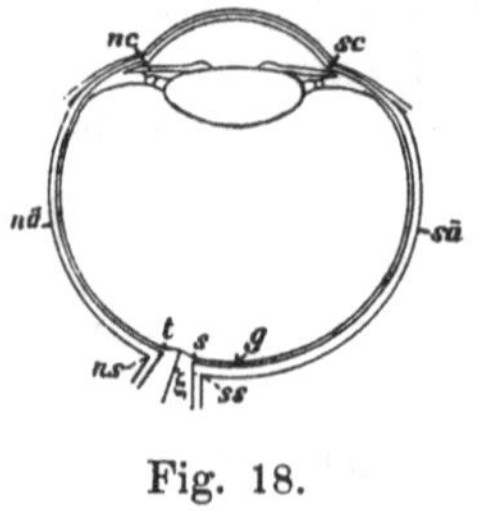

Fig. 18.

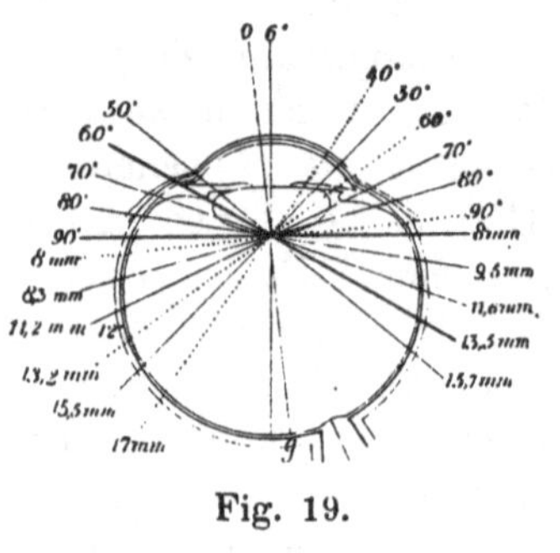

Fig. 19.

A. Vom Nasenrande der Hornhaut (*nc*) bis zum Nasenrande des von seiner Scheide umhüllten Sehnerven (*ns*) misst man mit dem Zirkel 19,5 mm, als Länge der Sehne $\overline{nc\text{-}ns}$.

Die Strecke $\overline{nc\text{-}ns}$ wird in zwei Theile getheilt: a) $\overline{nc\text{-}nä}$, vom Hornhaut-Rand bis zum Aequator. Der Zirkel misst diese Sehne = 12 mm; b) $\overline{nä\text{-}ns}$, vom Aequator bis zum Nasenrand des Sehnerven. Der Zirkel misst diese Sehne = 11 mm. (Man wird sich nicht wundern, dass $a + b$ von A verschieden, da nicht der Bogen A

[1] Das Operiren unter Leitung des Augenspiegels ist theoretisch sehr schön, praktisch meist unbrauchbar. Jedes Mal, wenn ich damit angefangen, musste ich den Spiegel bei Seite legen und ohne denselben die Operation beendigen.

in zwei Theile getheilt wird, sondern vielmehr die zu den beiden Theilen des Bogens gehörigen Sehnen gemessen werden.)

B. Vom Schläfenrand der Hornhaut bis zum Schläfenrand des von seiner Scheide umhüllten Sehnerven misst der Zirkel die Sehne = 22 mm.

α) Von der Hornhaut zum Aequator, die Sehne $\overline{sc\text{-}s\ddot{a}}$, ist gleich 12 mm; β) vom Aequator zum Sehnerven, die Sehne $\overline{s\ddot{a}\text{-}ss}$, ist nahezu gleich 12 mm.

II. 1. Gesichtsfeld-Messung, nach DONDERS.[1] (Vgl. Fig. 19.)

A. Schläfenwärts im Gesichtsfeld

90°	entspricht einem Punkte	8	mm	nasenwärts hinter *nc*.
80°	„ „ „	9,5	„	„ „ „
70°	„ „ „	11,5	„	„ „ „
65°	„ „ „	12	„	(Aeq.)
60°	„ „ „	13,5	„	„
50°	„ „ „	15,5	„	„
40°	„ „ „	16,5	„	„
[20°	„ „ „	19,0	„]	
[0°	= *g*, die Grube der Netzhaut,	21,5	„]	

90°—50° sind am lebenden Auge gemessen. 40° wird gefunden, indem man $\overline{gt}$ von *t* aus nasenwärts auf der Netzhaut abträgt; 20° muss dicht bei *t* liegen, da der blinde Fleck von 12—18° reicht; *g* ist gefunden, indem man von *s* aus die doppelte Breite des Sehnerven-Eintritts schläfenwärts auf der Netzhaut abträgt.

B. Nasenwärts im Gesichtsfeld

65°	entspricht einem Punkte	12	mm	schläfenw. hinter *sc*, nämlich dem Aeq.
[40°	„ „ „	17	„	„ „ „]
[20°	„ „ „	18	„	„ „ „]
[0°	„ „ „	21	„	„ „ „]

65—40° ist am lebenden Auge gemessen. 20° ist gefunden, indem man die Strecke $\overline{gt}$ von *g* aus schläfenwärts in die Netzhaut einträgt. Die Netzhautbilder haben in Beziehung auf die Hornhautachse eine symmetrische Lage für gleiche Einfallswinkel des Hauptstrahls. Aber für die Operationszwecke braucht man $\sphericalangle \alpha = 6^0$ nicht zu berücksichtigen.

[1] Arch. f. O. XXIII. 2. S. 255 ff. An emmetropischen, vorstehenden Augen ermittelt, wo von dem am Perimeter verschobenen Licht das Bildchen auf der Lederhaut durchschimmert.

Bei der praktischen Verwerthung der Gesichtsfeld-Zeichnung (H. Cohn) ist zu berücksichtigen, dass der Ausfall im Gesichtsfeld grösser zu sein pflegt, als die Projection des mit dem Augenspiegel sichtbaren Netzhaut-Herdes in das Gesichtsfeld. (Schon bei Fremdkörpern; noch mehr bei Finnen.) Ist aber der Ausfall noch mässig, sei er inselförmig, sei er dreieckig, so leistet er unschätzbare Dienste, um den Meridian des Fremdkörper-Mittelpunktes festzustellen. Natürlich hat man sich durch mehrfach wiederholte Gesichtsfeld-Messung von der Richtigkeit der Angaben zu überzeugen.

II. 2. Für die Verwerthung des Augengrund-Bildes gilt folgendes: Der Sehnerv (p) ist ungefähr 1,5 mm breit und umspannt (vom Knotenpunkt des Auges aus) 6^0; also $4^0 = 1$ mm; $5^0 = 1{,}25$ mm; $20^0 = 5$ mm.

Der Sehnerven-Querschnitt ist Ausgangspunkt und Massstab. Ein Punkt im Augengrunde, der $5p$ vom Rande des Sehnerven entfernt liegt, ist ungefähr 7,5 mm entfernt vom Sehnerven zu suchen, in der entsprechenden Richtung.

Ein möglichst getreues Bild des Augengrundes ist anzufertigen, am besten von mehreren geübten Beobachtern. (Wenn die Photographie einst das leisten wird, was sie längst versprochen; so könnte sie hier von erheblichem Nutzen sein.) Einige Genauigkeit lässt sich nur für den mittleren Bezirk des Augengrundes erwarten. Bei erweiterter Pupille können wir im Augengrund-Bild den Aequator erreichen und etwas überschreiten. In der aequatorialen Gegend entspricht 1 mm auf der Netzhaut 6 Winkelgraden am Knotenpunkt des Auges. Wegen der Unregelmässigkeit des menschlichen Augapfels ist die Netzhaut-Knotenpunkts-Entfernung merklich kleiner für den Aequator als für den hinteren Pol. Uebrigens ist es, wegen des Abstandes, recht schwierig, die scheinbare Grösse eines am Aequator gelegenen Herdes mit der des Sehnerven zu vergleichen.

II. 3. A. Graefe, dem wir die kunstgerechte Entfernung der unter der Netzhaut belegenen Finnen verdanken, hat einen Localisirungs-Augenspiegel[1] erfunden.

An einem Hohlspiegel von 9″ Brennweite und $1^1/_2$‴ Durchbohrung ist um den Mittelpunkt der letzteren drehbar ein in Winkelgrade getheilter Quadrant von 12″ Halbmesser befestigt, für die Untersuchung im umgekehrten Bilde mit der Linse + 2″.

[1] Man kann auch das Perimeter zu diesem Zweck verwenden.

Fixirt das kranke Auge (Fig. 20) mit seiner Grube g den Mittelpunkt G des in Winkelgrade getheilten Bogens, so erblickt das bei G aufgestellte Auge des Beobachters die Grube des Kranken. Nun wird ein Gesichtszeichen auf dem Bogen langsam verschoben,

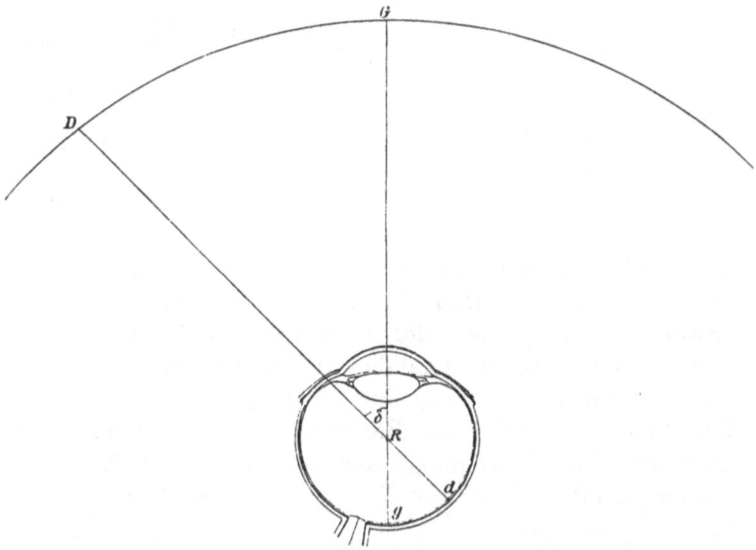

Fig. 20.

etwa bis D, und das kranke Auge, welches immer das Gesichtszeichen zu fixiren hat, stetig (um den Winkel δ) gedreht: bis der Mittelpunkt des Fremdgebildes dem Beobachter erscheint.

Falls dieser Mittelpunkt nicht im wagerechten Meridian des Auges, sondern im senkrechten oder in einem schrägen liegt, so wird der Quadrant in diese Richtung gebracht, und die Winkeldrehung desselben gegen den Horizont (λ) an einer hinter dem Spiegel befindlichen Theilung abgelesen. Durch wiederholte Nachprüfung werden λ und δ festgestellt.

Aus dem Werthe des Winkels $GRD = \delta$ wird die Netzhautstrecke gd berechnet und die Entfernung e des Punktes d vom Hornhaut-Rand berechnet.

Nach A. Graefe ist $e = 21{,}75$ mm für $\delta = 20^0$
$e = 20$ „ „ $\delta = 30^0$
$e = 18{,}50$ „ „ $\delta = 40^0$.

Ich selber finde, wenn ich einfach in der Durchschnitts-Zeichnung des Auges vom Drehpunkt aus die Winkel (an die Fixirlinie) anlege und auf der Lederhaut messe, die Längen *e* (vgl. Fig. 21).

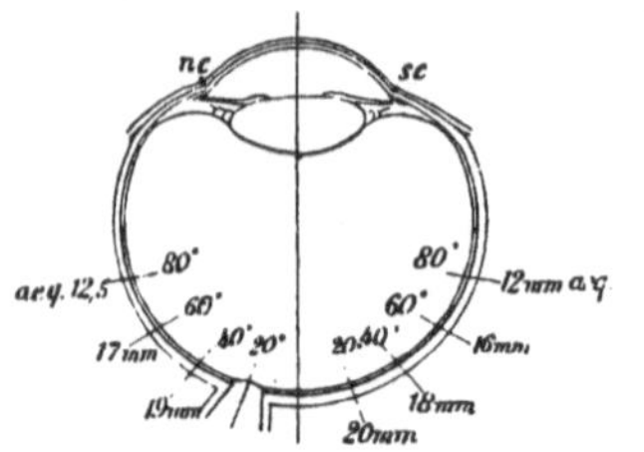

Fig. 21.

schläfenwärts	∠ δ	nasenwärts
20 mm	20°	? (im Sehnerven)
18 mm	40°	19 mm
16 mm	60°	17 mm
12 mm (Aeq.)	80°	12,5 mm (Aeq.)

(Niemand wird sich wundern, dass der Aequator bei der Gesichtsfeld-Messung dem Grad 65 entspricht, bei der Drehbewegung dem Grad 80. Denn bei der erstgenannten Messung liegt der Scheitelpunkt der Winkel ungefähr 15 mm vor dem Grübchen der Netzhaut, bei der zweiten ungefähr 10 mm.)

Bei diesem wichtigsten Verfahren, mit A. GRAEFE's Localisirungs-Augenspiegel, ergeben sich bedeutende Schwierigkeiten: 1. für die Messung selber, 2. für die Verwerthung derselben am kranken Auge.

Sowie das centrale Sehen verloren gegangen, geht es gar nicht; sowie der Herd sehr excentrisch sitzt, geht es schwer.

Die Drehung des menschlichen Augapfels beträgt 40° nach innen, ebensoviel nach aussen, 35° nach oben, 50° nach unten.

Ist die Drehung des Auges erschöpft, ehe der Krankheitsherd in das Gesichtsfeld des Beobachters gelangt, so lässt A. GRAEFE den Kopf des Kranken derart neigen, dass 10° oder 20° der Theilung den Ausgangspunkt der Augendrehung bildet. Ich bediene mich eines Hand-Perimeter-Bogens von 180° und schiebe mein Auge von 0 um 10 oder 20° nach dem andren Quadranten hinüber.

Liegt der Herd am Aequator, so wird ihn ein Schnitt von 6 mm treffen, der 6 mm hinter der Hornhaut beginnt. Natürlich darf man, um Misserfolge zu vermeiden, den Schnitt nicht allzu karg bemessen.

Eine weitere Schwierigkeit liegt darin, dass wir im Allgemeinen, nothgedrungen, die Abmessungen eines schematischen Auges zu Grunde legen, und sogar die im wagerechten Meridian gewonnenen für den senkrechten und die schrägen anwenden.

Ganz besonders schwierig ist es, einen schrägen Meridian, z. B. 35° nach aussen-unten von dem wagerechten, nachdem man ihn durch wiederholte Messungen festgestellt, auch auf das lebende Auge zu übertragen. Es scheint nützlich, vor der Operation, nach Cocaïnisirung, den Sperrer einzulegen, ein Brillengestell mit Winkeltheilung[1] möglichst genau vorzusetzen und wenigstens den entsprechenden Punkt des Hornhaut-Randes oder den Anfang der Meridianlinie mit chinesischer Tusche zu bezeichnen, deren Gebrauch Förster angerathen hat.[2]

Man sieht leicht ein, dass in schlussfähigen Fällen, z. B. wenn ein kleiner, im Augengrund festhaftender Splitter einen umschriebenen Ausfall im Gesichtsfeld hervorgerufen hat, der dem Mittelpunkt des Fremdkörpers entsprechende Punkt auf der Lederhaut gesondert, nach beiden Messungen, mit dem Gesichtsfeld und mit dem Localisirungs-Augenspiegel, zu bestimmen ist. Erhält man beide Male denselben oder nahezu denselben Stichpunkt; so wächst die Zuversicht, dass diese Bestimmung richtig sei, und wird noch unterstützt, wenn auch die Augengrund-Zeichnung damit übereinstimmt.

Schreitet man schliesslich zur Operation, so kann es gelegentlich selbst dem Geübten geschehen, dass er den Herd verfehlt. Allerdings um so seltener, je genauer er vorher gemessen. Oder der Herd wird getroffen, aber der Fremdkörper nicht entbunden. Jedenfalls zeigen Fall XIX und XX, dass diese Erörterungen nicht bloss theoretischen Werth haben, sondern eine hervorragend praktische Bedeutung besitzen.

14. Beispiele aus neuer Zeit, betreffend Eisensplitter im Glaskörper oder in der Netzhaut. Das zusammengesetzte Verfahren.

Da bei Anwendung des Riesen-Magneten das Verfahren gleich ist für die Splitter, welche in der Tiefe des Glaskörpers, und für diejenigen, welche in der Netzhaut sitzen; so werde ich beide Fälle in demselben Capitel abhandeln.

F. 1 siehe F. II.

F. 2. (XXII). $1^1/_2$jährige Beobachtung.

[1] Oder noch besser ein kleineres ähnliches Instrument.

[2] Bei Lid-Operationen haben schon die alten Griechen den Schnitt mit Tinte vorgezeichnet, und die Stelle des Star-Stichs mit dem Sondenknopf markirt.

Am 28. Juni 1897 wurde mir der neunjährige Knabe H. J. gebracht, der drei Tage zuvor beim Hauen auf einen Kisten-Nagel am rechten Auge verletzt worden. Sehkraft sofort erloschen. Das verletzte Auge ist reizlos, zeigt eine ganz kleine Narbe in der Schläfenhälfte der Hornhaut, etwa von 1 mm Länge, etwas oberhalb des wagerechten Meridians; dicht darunter einen Sphincter-Riss, Linsen-Trübung, so dass man mit dem Augen-Spiegel nichts sehen konnte. Sideroskop negativ. Trotzdem nahm ich an, dass Eisen darin sein müsse. Der Knabe war schwer zu handhaben, man konnte das Auge nicht bequem an das Sideroskop bringen. Man sollte nach der gewöhnlichen Erfahrung annehmen, dass das Eisen innen-unten stecke. Aber der Magnet förderte von hier nichts. Sofort aber, als derselbe aussen-unten aufgesetzt wurde, Schmerz. Vorsichtiges Emporleiten des Magneten zum Hornhaut-Rande; der Splitter wölbt die Iris vor, wird über den Pupillen-Rand geleitet, fällt auf den Boden der Vorder-Kammer und wird aus Lanzen-Schnitt mit dem kleinen Magneten flugs beim ersten Griff entfernt. Der Splitter ist rundlich, 1,25 mm gross; 2,1 mg schwer. Der Knabe sass aufrecht, hatte Cocaïn bekommen und fühlte wenig Schmerz. Reizlose Wund-Heilung.

6. VII. reizlos; pilzförmige Quellung der Linsen-Masse. Wir suchen vorläufig die Linsen-Ausziehung zu vermeiden, da der Eisensplitter die Linse 2 Mal durchschlagen hatte. Aber 15. VII. Morgens war Uebelkeit und Kopfschmerz aufgetreten, der Augapfel steinhart. Sofort Lanzen-Ausziehung der gequollenen Linsen-Massen unter Chloroform. (5 gr.)

2. VIII. Die Aufsaugung der Reste stockt, die mittelweite Pupille ist von einer dünnen Schicht (Linsen-Masse) ausgefüllt. Discission, unter Cocaïn, normal.

12. I. 98. + 10 D ⊂ + 2 D cyl. S = $^5/_5$. G. F. n.

Das Auge sieht prachtvoll aus, Pupille rund und regelmässig, das Iris-Löchlein ist nicht mehr nachweisbar. Optisch vollkommen. Sehnerv normal. Aussen-unten von demselben (etwa in 10 mm Entfernung) sitzt ein heller Herd mit Pigment-Inseln, etwa 3 mm breit, die Prall-Stelle. — December 1898 ebenso.

F. 3. (XXIII). Der 16jährige Schlosserlehrling L. stand am 8. Februar 1898 einen Schritt von einem Schraubstock entfernt, an welchem ein Geselle Eisenguss mittelst Stahlmeissels bearbeitet. Dabei flog ihm ein nach seiner Schätzung 2 mm grosses Eisenstück in das linke Auge.

Er sah sofort nichts mehr und gelangte alsbald in eine Augenheilanstalt, wo er operirt, aber nicht von dem Fremdkörper befreit wurde, und bis zum 23. Februar 1898 verblieb. Da die Sehkraft stetig abnahm, wurde er am 2. Juli 1898 von der Berufsgenossenschaft zu mir gesendet, also ungefähr 5 Monate nach dem Eindringen des Eisensplitters. Ich fand das rechte Auge normal; das linke reizlos, mit $^1/_4$ Sehschärfe und normalem Gesichtsfeld. Nasenwärts an der Grenze der Leder- und Hornhaut sitzt in der ersteren fast wagerecht ein Narbe von 3 mm Länge. Hierselbst scheint ein Iris-Vorfall abgetragen zu sein. Dorthin ziehen die Schenkel des Iriscolobom. Die Iris ist etwas verfärbt. (Beginn der Verrostung.)

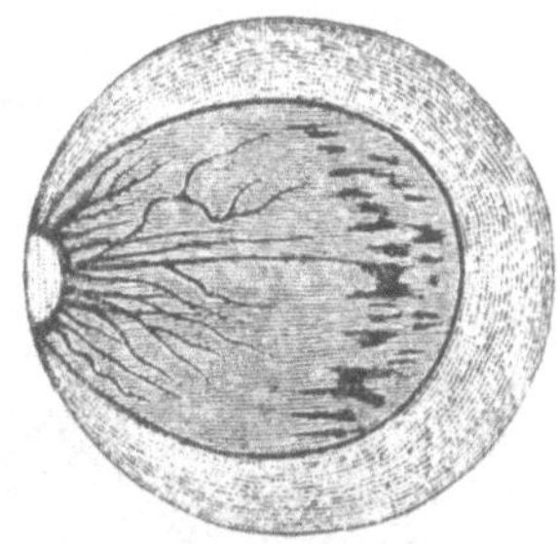

Fig. 22.

Ein Trübungsstreif zieht von der Narbe durch Zonula und Peripherie der Linse in den Glaskörper; von ihm strahlen zahlreiche fadige und verästelte Trübungen weit in den Glaskörper hinein, zum Theil fast metallisch glänzend, wie ich das öfters bei Anwesenheit von Eisen im Auge beobachtet habe, — als Zeichen der beginnenden Entartung. In der Linse, vor dem Aequator, ein Kranz von Trübungen. (Fig. 22.)

Auch bei Tageslicht sieht man glänzende Fäden im Glaskörper. Da auch das Sideroskop an der Eingangspforte grössten Ausschlag giebt, so könnte man hier den Fremdkörper vermuthen. Aber das wäre ein Irrthum.

Im Augengrund finde ich 1. neben dem Sehnerven die Prall-Stelle (Aderhaut-Riss), dreieckig, nach aussen-unten sich verschmälernd; 2. ganz nach unten (über 10 mm unterhalb des Sehnerv-Eintritts) einen grossen hellen Herd von etwas strahliger Begrenzung, in den einerseits Glaskörper-Fäden sich einsenken, und der andrerseits eine dunkle Masse birgt, den Fremdkörper. (Fig. 23, S. 80.)

Die genauere Localisation mit dem Sideroskop allein ist hier nicht möglich, da jeder Punkt der unteren Augapfel-Hälfte maximalen Ausschlag giebt, wegen der Grösse des Splitters. Diese Grösse ist aber günstig für die Ausziehung.

12. VII. 1898. Zunächst wird, nach Holocaïn-Einträuflung, die Eingangspforte an die Spitze des grossen Magnet gebracht. Es wird nichts gefördert. Sofort wird der unterste Punkt des Augapfels

herangebracht und, nach kurzem Anlegen, der Kopf des Kranken so gedreht, dass die Magnet-Spitze auf der Augapfel-Fläche zu der Eingangspforte emporsteigt. Ein grosser zackiger, bei der scharfen, electrischen Beleuchtung gelbglänzender Körper erscheint in dem Colobom hinter der Linse; hat aber die Neigung, immer wieder zurückzusinken. Der Gehilfe hält nun den Kopf des Kranken gegen den grossen Magneten, so dass der Fremdkörper vorn sichtbar bleibt.

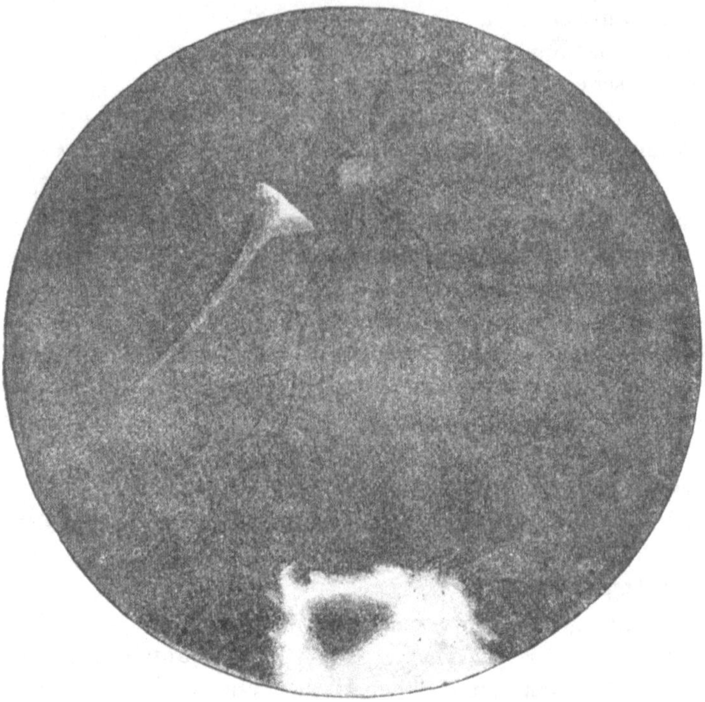

Fig. 23.

Der Wundarzt ergreift von den natürlich vorher hergerichteten Instrumenten die Lanze und führt an dem aufrecht sitzenden Kranken einen senkrechten Schnitt am Hornhaut-Rande aus, führt den kleinen Magneten ein, der sogleich in die Schnittwunde den Fremdkörper hineinbringt. Hier stockt der letztere wegen seiner zackigen Beschaffenheit, wird aber jetzt leicht aus der offenen Wunde von dem grossen Magneten an- und herausgezogen. Eine gelbe Kapsel des Fremdkörpers hatte sich abgestreift und wird mit der Kapselpincette leicht herausgeholt. Keine Spur von Glaskörper-Vorfall. Die ganze Operation hatte nur wenige Minuten gedauert. Während der letzten Akte war der Kranke ohnmächtig geworden.

Chloroform kann man ja nicht anwenden, da bei der jetzigen Form der unbeweglichen Riesen-Magnete[1] der Kranke sitzen muss.

Die Heilung erfolgte reizlos. 14. Juli 1898 ist die Wunde völlig glatt. Die Hornhaut leicht trüb, durch Quellung, nahe der Wunde, da, wo ihre Hinterfläche von dem Fremdkörper zerkratzt worden. Das schwand bald. Die Linse war natürlich ganz getrübt. Da sie aber, bei dem jungen Kranken, weich und ihre Kapsel, wenn auch nur in geringer Ausdehnung, eröffnet war, so löste sie sich allmählich auf. Nach 7 Wochen war im Bereich des Kolobom, nahe dem Hornhaut-Rande, eine Lücke in der Linsensubstanz gebildet, durch die man den Sehnerven zu sehen vermochte. Das völlig reizlose Auge hatte, mit + 10 D, $S = \frac{5}{15}$ m.

Da das Sehloch etwas excentrisch, und zwischen Kapselblättern noch zu viel Linsenmasse liegt; wird 7. October 1898 eine Discission vorgenommen.

Die Auflösung war am 25. October 1898 noch nicht vollendet, aber das Auge reizlos und die Sehkraft gut ($^1/_3$). (Bald wurde sie $^1/_2$. G. F. n.) Der Fremdkörper ist $2^1/_2$ mm lang und breit, mässig dick, unregelmässig zackig, oberflächlich verrostet, und wiegt 27 mg.

Dieser Fall ist dadurch bemerkenswerth, dass noch nach 5 monatlicher Einpflanzung des Eisensplitters in den Augengrund die Loslösung durch äusserliches Aufsetzen der Spitze des grossen Magneten gelungen ist.

15. Beispiele aus neuerer Zeit, wo der Riesen-Magnet wirkungslos, der kleine Magnet brauchbar.

Es handelt sich um ganz feine Splitter von 1—2 mg Gewicht im Glaskörper oder der Netzhaut, welche Reizung und heftigen Schmerz verursachen oder durch Verrostung die Sehkraft des Auges zu zerstören drohen.

Die Fälle sind besonders wichtig, da sie zeigen, dass der kleine Magnet nicht bloss ein unterstützendes Hilfsmittel, sondern in einzelnen Fällen das alleinige Heilmittel zur Rettung des verletzten Auges darstellt.

[1] Etwas drehbar habe ich meinen schon gemacht.

F. 1. (XXIV.) Der 37jährige H. K. kommt am 25. März 1897, Morgens, nachdem er Abends zuvor beim Eisenhämmern sein linkes Auge verletzt. Das Auge ist wenig geröthet, zeigt vor der Pupille (innen-oben) eine ganz kleine, verharschte Hornhaut-Wunde von 1,5 mm Länge, dahinter eine Wunde der vorderen Linsen-Kapsel. Linse schon beträchtlich getrübt, vorn wie hinten. Hintere Kapsel-Wunde und Fremdkörper auch nach Erweiterung der Pupille nicht zu sehen. Da der Mann nicht mit Draht gearbeitet, dürfte ein ganz kleiner Fremdkörper in der Tiefe des Auges sitzen. Das Sideroskop zeigt einen mässigen, aber deutlichen Ausschlag (5°), wenn der Hornhaut-Scheitel herangebracht wird.

Der Riesen-Magnet fördert nichts bei mehrfachen Versuchen. Am Abend war die hintere Linsenkapsel-Wunde deutlich sichtbar und ebenso der Splitter im Glaskörper, wohl in Folge von Resorption und Pupillen-Erweiterung.

Am 26. März 1897, Morgens, war der Splitter am deutlichsten bei Tageslicht zu sehen; etwas hinter der Linse, deren Trübung ihm einen gelblichen Schein verlieh, so dass er wie Messing glänzte, auch ein wenig vergrössert erschien. Er lag etwas schräg, parallel der hinteren Linsen-Fläche, nicht günstig, um mit seinem schmalen Ende wieder in das kleine Loch der Hinterkapsel-Wunde hineinzuschlüpfen. Der Ausschlag am Sideroskop war heute deutlicher, weil durch das Annähern des Auges an den Riesen-Magnet der Splitter magnetisirt worden; der Ausschlag betrug am Hornhaut-Scheitel 10°, am Nasentheil des Strahlen-Körpers 6°.

Nunmehr wurde der zusammengesetzte Plan ausgeführt, erst den grossen Magneten zu versuchen und, wenn dieser nichts fördert, sofort den kleinen einzuführen. Der Riesen-Magnet wirkt deutlich auf den Splitter; aber, indem er ihn stets mit der Längs-Richtung gegen die hintere Kapsel zog, nie mit einer Spitze, gelang es auf keine Weise, auch bei lange fortgesetzten Bemühungen, den Splitter in die Linse und Vorder-Kammer zu bringen. Nunmehr schritt ich zur Eröffnung des Augapfels, da ein beweglicher Eisensplitter im Glaskörper ja nicht vertragen wird: Lanzenschnitt von 6 mm Länge, 3 mm oberhalb des unteren Hornhaut-Randes, wagerecht; Einführung meines mittleren Magneten von 250 g Tragkraft, in Richtung auf den Splitter zu, und glatte Entfernung desselben, ohne Spur von Glaskörper-Vorfall, obwohl man innen-unten eine schwarze Lücke durch die Linse hindurch ziehen sieht. Hornhaut-Wunde glatt, wie nach gewöhnlicher Iridektomie. Der Splitter war sehr dünn, weniger als 2×1 mm, und wog nur 1,9 mg; auf der einen Seite war er schwarz, auf der andern heller.

14 Tage später musste die gequollene Linse entfernt werden: v. GRAEFE's Linear-Extraction mittelst Lanze, unter Holocaïn, normal. 13. Mai 1897 ist das Auge reizlos und hat, mit + 9 D, S = $^5/_{20}$. Bald war die Sehkraft $^1/_2$, so dass feinste Schrift gelesen wurde. (23. Juni 1897.)

F. 2. (XXV). Der 48jährige A. D. kam 21. III. 1895 zur Aufnahme. 3 Tage zuvor war ihm beim Hämmern von Stahl auf Stahl das linke Auge verletzt. Die Sehkraft blieb gut, er arbeitete noch 5 Stunden weiter. In der Nacht darauf Schmerz, weswegen er am folgenden Tag Atropin-Einträuflung erhalten hatte.

Das Auge zeigt S = $^1/_4$ bei normalem Gesichtsfeld und ist ziemlich stark gereizt. In der Mitte der Hornhaut sitzt ein ganz kleiner Abscess, diesem gegenüber eine hintere Verwachsung des unteren Pupillen-Randes. Von dieser aus durchsetzt ein zarter Trübungs-Schlauch die sonst durchsichtige Linse. Die Narbe in der hinteren Linsen-Kapsel ist deutlich sichtbar, schmal, eiförmig. Ihre Hauptachse macht einen Winkel mit der Richtung des Trübungs-Schlauches. Der Fremdkörper hat beim Verlassen der Linse eine Drehung erlitten. Ein ganz kleiner bläulicher Splitter ist beweglich im Glaskörper zu sehen und durch einen Faden mit der Kapsel-Narbe verbunden. Wegen der Kleinheit des Splitters versuchte ich zuerst die friedliche Behandlung mit Einträuflung von Atropin und Cocaïn, Verband, Bettruhe. Aber die Iris wucherte stärker, ein geringer Eiter-Absatz am Boden der Vorder-Kammer stellte sich ein, der Kranke wurde von zunehmenden nächtlichen Schmerzen gepeinigt. Deshalb musste ich nach 20tägiger Beobachtung, am 10. April 95, zur Operation mich entschliessen. Unter tiefer Chloroform-Betäubung, die schwierig und erst nach $^1/_2$ Stunde genügend war, wurde 6 mm vom Hornhaut-Rand nach aussen-unten die mittlere Lanze eingestossen, mein grösster gerader Magnet eingesenkt und unter langsamer Hebel-Bewegung, erst gegen die Linse, dann von ihr fort, etwa 6—8 Secunden darin gelassen, hierauf ausgezogen, ohne dass man, wegen der Kleinheit des Splitters, ein „Tick“ hört. Der Splitter haftet an dem herausgezogenen Magneten.

Klarer Glaskörper ist eben in der Wunde sichtbar, tritt aber nicht aus. Sofort wird durch eine Bindehaut-Naht die Wunde geschlossen und der Verband angelegt. Der Eisensplitter, der nur $1^1/_{10}$ mg wiegt, ist dreikantig, auf der einen Fläche gelb, $1^1/_2$ mm lang, mit einer scharfen Spitze versehen, die allein es möglich gemacht, dass ein Splitter von so geringer Schwere so weit in die Tiefe dringen konnte.

Die Heilung erfolgte ganz reizlos. Die Sehkraft wird, trotz der leichten Linsen-Trübung, fast so gut wie vor der Verletzung, das Auge liest feinste Schrift. (25. VI. 95: R., mit + 1,0 D, S = $^5/_6$, L. mit + 1,5 D, S = $^5/_{10}$; mit + 2,0 D, bezw. + 2,5 D, Sn $1^1/_2$ in 12".) Die Schnitt-Narbe der Lederhaut stellt einen zarten, dunkelgrauen Strich dar, den man nur bei sorgfältigem Zusehen erkennt. Mit dem Augenspiegel sieht man die sehr kleine Verletzungs-Narbe der Hornhaut, die spitze Verwachsung des unteren Pupillen-Randes mit der vorderen Linsen-Kapsel, den ganz schmalen Trübungs-Schlauch durch die sonst klare Linse, den klaren Glaskörper und normalen Sehnerven-Eintritt, sowie noch soeben die schmale, weissliche Narbe des Schnitts durch die Augenhäute.

Ein Jahr nach der Operation besteht derselbe befriedigende Zustand des Auges.

F. 3. (XXVI).

I. Akt, bevor ich den Kranken sah.

Der 16jährige H. B. aus B. verletzte am 28. Febr. 1898 sein Auge, als er mittelst des Stahl-Meissels Stücke von einer eisernen Schraube abzuschlagen beschäftigt war. Die Sehkraft blieb gut, das Auge schmerzfrei, aber geröthet. Deshalb ging er nach 2 Stunden zum Arzt, welcher Verletzung der Lederhaut und Bluterguss feststellte und Atropin einträufelte. Da die Pupillen-Erweiterung anhielt, trotz späterer Physostigmin-Einträuflung, so sandte er den Kranken 9. IV. 1898 nach Berlin, um Auskunft.

Mein Assistent (ich war in Spanien,) fand das Auge reizlos, ohne sichtbare Einschlags-Narbe, die Pupille auf das allerstärkste erweitert, mit — 3 D, S = $^5/_{60}$, mit + 6 D Sn, V in 6", G. F. n. (L. — 3 D, S = $^5/_5$, Sn $1^1/_2$ in 10", G. F. n.) Der Augenspiegel zeigt in dem verletzten Auge netzförmige Glaskörper-Trübungen und einen silberglänzenden Splitter an der Netzhaut, dicht hinter dem unteren Theil des Strahlen-Körpers. Das Sideroskop giebt maximalen Ausschlag, sowie die Lederhaut im senkrechten Meridian unterhalb des unteren Strahlen-Körpers angelegt wird.

Sofort, es war 2. Feiertag, wird ein Versuch mit dem grossen Magneten gemacht: der Verletzte fühlt Schmerz beim Anlegen, aber es wird nichts gefördert, obwohl der Versuch eine halbe Stunde fortgesetzt wird. 12. IV. 1898 zweiter Versuch mit dem grossen

Magneten; und, als dieser erfolglos blieb, wird zum Meridional-Schnitt, unter Chloroform-Betäubung, übergegangen. Vom unteren Hornhaut-Scheitel wird im senkrechten Meridian eine Strecke von 7 mm abgemessen und von deren unteren Endpunkt aus mit dem Schmalmesser ein Schnitt von 5 mm nach unten zu durch die Augenhäute geführt. Hierauf der kleine Magnet eingeführt, erst die gerade Spitze, dann die gebogene, jede 25 Secunden darinnen gehalten; endlich auch noch das Ansatzstück des grossen Magneten 15 Secunden zwischen die Wund-Lefzen gehalten: alles ohne Erfolg. Danach musste die Operation, da die Narcose bedenklich wurde, unterbrochen werden. Naht der Bindehaut, Verband, zu Bett. Reizlose Heilung. 9. IV. 98: Fäden entfernt.

20. IV. 98: -3 D, S = $^5/_7$, $+3$ D Sn $1^1/_2$ in 8″, also besser als vor der Operation. G. F. n. 25. IV. dritter Versuch mit dem grossen Magneten eine Stunde lang fortgesetzt, ohne Erfolg und ohne Schmerz-Empfindung. Es scheint das Blut aus dem Glaskörper aufgesaugt zu sein, und der Fremdkörper eine günstigere Lage erhalten zu haben.

II. Akt. Eigne Beobachtung.

Am 30. April 1898 kehrte ich zurück. Ich fand das verletzte Auge reizlos, von guter Spannung, mit fast normaler S, mit stärkster Pupillen-Erweiterung, welche ich auf unmittelbare Lähmung von Ganglien-Zellen im Ciliarkörper durch den daselbst sitzenden Fremdkörper bezog; Sideroskop positiv, am meisten dicht unterhalb des unteren Hornhaut-Scheitels; mit dem Augenspiegel war kein Fremdkörper sichtbar, sondern nur ein wenig Blut ganz nach unten in der Netzhaut. Das Röntgen-Bild, welches ich Herrn Prof. Grunmach, Leiter des Königl. Instituts für Röntgen-Untersuchungen, verdanke, zeigt einen kleinen Fremdkörper (etwa 2 mm) unterhalb des unteren Hornhaut-Scheitels. (Vgl. Fig. 24. Ich bemerke ausdrücklich, dass ich auf dem Lichtbild den zarten Schatten mit Tinte verstärkt habe, weil sonst die Nachbildung zu undeutlich ausgefallen wäre.)

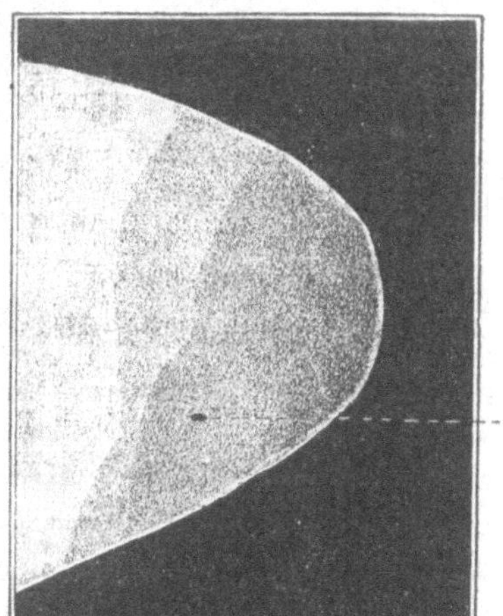

Fig. 24.

Ich machte noch 2 Versuche von aussen, einen mit meinem grossen Magnet (dem von SCHLOESSER) und einen mit dem Riesen-Magnet von HIRSCHMANN, der über einen Centner trägt, beide völlig vergeblich und ohne Schmerz-Empfindung des Kranken.

Das Auge noch einmal aufzuschneiden konnte ich mich z. Z. nicht entschliessen, da die Sehkraft völlig normal, das Auge frei von gefahrdrohenden Zeichen, und die Ausziehung des kleinen Splitters schwierig schien. Der Verletzte wurde in seine Heimath entlassen, mit der Weisung, regelmässig sich vorzustellen.

13. IX. 98 wurde der gleiche Zustand festgestellt, nur war die Pupille nicht mehr so stark erweitert.

III. Akt. Mit einem Schlage war die Beurtheilung des Falles geändert, als der Verletzte 27. XII. 98 sich wieder vorstellte. Der Kranke selber hatte in den letzten Wochen Abnahme der Sehkraft beobachtet, aber, trotz der genauen Anweisungen, die Feiertagszeit zwischen Weihnachten und Neujahr zur Reise abgewartet. Jetzt ist S = $^5/_{25}$ (Gläser bessern nicht), + 4 D Sn 2 in 6", G. F. eingeengt, besonders von oben her. (a 80°, u 65°, i 30°, i o 25°, o 30°, a o 20°.)

Das Auge war reizlos, gut gespannt, die Pupille etwas enger, die Vorder-Kammer viel tiefer, als auf dem andren Auge, das Augengrunds-Bild durch zarte Trübung verschleiert, Fremdkörper nicht sichtbar; aber das Sideroskop giebt maximalen Ausschlag, wenn der 2 mm grade unterhalb des unteren Hornhaut-Scheitels liegende Punkt der Lederhaut angelegt wird.

Verrostung des Auges ist nachweisbar, erstlich bei der blossen Betrachtung in hellem Tageslicht, wo die Regenbogen-Haut, gegenüber der des gesunden, einen deutlichen Stich in's Braune angenommen; zweitens mit der Lupe, welche, nach künstlicher Erweiterung der Pupille, einerseits feinste und dichte Punktirung der ganzen Hornhaut-Hinterfläche nachweist, andrerseits zwei ockergelbe, aus Punkten zusammengesetzte Flecke in der Vorderschicht der Linse, nach unten zu und nach innen-unten. Der Augenspiegel zeigt wiederum die typische Figur eines Kranzes aus dickeren Punkten ringsum in der Linse, vor dem Aequator. Jetzt ist das Schicksal des Auges besiegelt. So klein der Fremdkörper, er zerstört das Auge, — wenn es nicht gelingt, ihn zufallsfrei herauszuziehen.

Nachdem noch ein Versuch mit dem grossen Magneten von

aussen gemacht worden, ohne Schmerz[1] und ohne Erfolg, wird zum Lederhaut-Schnitt geschritten (1. I. 1899), u. zw. unter Holocaïn, da die Möglichkeit der Verwendung des grossen Magneten nicht ausgeschlossen war. Nachdem die Blutung aus dem Bindehaut-Schnitt, unterhalb des unteren Hornhaut-Scheitels, in der Strahlenkörper Gegend, gestillt worden, wird ebendaselbst ein kleiner senkrechter Schnitt durch die Fasern der Lederhaut langsam angelegt, und das breiteste Ende meines kleinen Magneten zwischen die Wund-Lefzen geschoben. Da er nichts fördert, wird der Schnitt vorsichtig mit der Scheere vervollständigt, so dass man den Glaskörper sieht. Es tritt aber kein Glaskörper bei der Operation aus. Vorsichtige Einführung desselben Magnet-Endes ist erfolglos. Sofort wird das gekrümmte dickere Ende meines Magneten, das an einem 2. Exemplare bereit gehalten war, in die obere Wund-Ecke eingeführt und nachdem es mehrere Secunden darin gelassen worden, ohne dass man Klick hörte, wieder ausgezogen; es trägt an der Spitze den Splitter. Der letztere ist $1^1/_2$ mm lang, $^1/_2$ mm breit und so zerbrechlich, dass er beim Abnehmen von dem Magneten in 3 Theile zerfällt. Die kleine Spitze des Splitters geht dabei verloren, die beiden andren Stücke werden von Herrn Prof. J. Munk sorgsam gewogen und ihr Gewicht zu 0,1 + 0,4 mg bestimmt, so dass der ganze Splitter offenbar weniger als 1,0 mg wog.

Heilung vollkommen reizlos.

Bei der Entlassung (17. II. 1899) war das Auge reizlos, von normaler Spannung. G. F. besser, als zuvor. S = $^5/_{60}$, im Zunehmen begriffen.

Ich kann mir nicht versagen, diesem glänzenden Erfolge des kleinen Magneten, bei vollständiger Unwirksamkeit des grossen, die Kranken-Geschichte eines ähnlichen Falles gegenüberzustellen, die ich der Dissertation einer auswärtigen Universität vom Jahre 1898 entnommen habe:

31jähriger mit Verletzungs-Star, Sideroskop unten und innen-unten positiv.

Riesen-Magnet des physikalischen Instituts erfolglos. Linsen-Ausziehung. S = $^1/_4$—$^1/_5$ (mit Gläsern), G. F. nasenwärts etwas

[1] Die Angabe, dass der grosse Magnet das beste diagnostische Hülfsmittel sei, ist falsch. In mehreren Fällen, so auch hier, wurde ein feinster Splitter vom Sideroskop angezeigt, während das Anlegen der betreffenden Stelle des Auges an den grossen Magneten keine Empfindung hervorrief.

eingeengt. Unter Chloroform Meridional-Schnitt nach innen vom Rectus inferior. „Einführung des Magneten hat keinen Erfolg. Es entleert sich gleich nach der Incision viel flüssiger Glaskörper. Senkrecht auf diesen Schnitt wird ein horizontaler zweiter Schnitt bis zur äusseren Seite des abgetrennten Musculus rectus inferior gesetzt und der Magnet nach beiden Richtungen hin mehrmals erfolglos eingeführt. Ebenso ist die Verlängerung dieses zweiten Schnittes nasalwärts über den ersten hinaus ohne Erfolg. Als Ursache für den bisherigen Misserfolg konnte bei der Bestimmtheit der Angaben des Sideroskops nur angenommen werden, dass der Splitter so fest in den Bulbus-Wandungen eingekeilt sass, dass er dem Zuge des Magneten nicht zu folgen vermochte. Und da der Augapfel doch als verloren galt, falls es nicht gelang, das Eisen-Stückchen zu entfernen, wurde die erste Incision nach oben bis fast zum Hornhaut-Rande verlängert, die beiden Scleral-Schnitte bildeten jetzt die Gestalt eines Kreuzes. Nun wurden die so entstandenen vier Scleral-Zipfel mit Pincetten gefasst und nach einander umgedreht, um die Innen-Fläche der Bulbus-Wandungen dem Auge zugänglich zu machen. Hierbei fand sich in der That zwischen den Falten des Ciliar-Körpers ein minimales schwarzes Splitterchen, das vom Magneten angezogen wurde. Die sehr grosse Scleral-Wunde wurde mit einigen versenkten Seiden-Suturen vernäht und der Conjunctival-Lappen darüber geklappt und mit einigen Nähten in seiner alten Stellung befestigt. Jodoform-Verband.

Das Eisen-Stückchen hat nach einer im physikalischen Institut vorgenommenen Wägung ein Gewicht von 0,95 mg." — — — —

Es erfolgte Chemosis. Schliesslich wurde das Auge reizlos (5 Monate nach der Operation beobachtet), natürlich aber blind.

Ich habe es nie für angezeigt gehalten, das Auge zur Magnet-Operation kreuzweise aufzuschneiden, wie zur anatomischen Untersuchung.[1] —

Gelegentlich vermag, bei so kleinen Splittern, der Riesen-Magnet doch auch wenigstens eine Unterstützung zu leisten.

F. 4. (XXVII.) Eisensplitter aus dem Glaskörper, hinter der Linse, mit dem Riesen-Magneten hinter die Regenbogen-Haut gebracht und nach Iridektomie mit dem kleinen Magneten ausgezogen.

Der 19jährige E. K. kommt am 23. November 1896 in die

[1] Vgl. Literatur, Nr. 38.

Sprechstunde ohne Ahnung einer schweren Augenverletzung, klagt über Bindehaut-Beschwerden und giebt auch ganz gelegentlich an, dass er seit acht Tagen mit dem rechten Auge schlechter sieht. Sofort wird ein schmaler, glänzender Splitter entdeckt, der hinter der mässig getrübten Linse im Glaskörper sitzt, nahe dem Schläfenrande der Hornhaut, etwas beweglich ist und durch Fäden mit der Linsen-Hinterfläche verbunden zu sein scheint. Leicht entdeckt man die Eingangspforte, eine linienförmige Narbe der Hornhaut, an ihrem Rande, im wagerechten Meridian, etwa 2,5 mm lang, in demselben Meridian ein kleines Loch der Iris, nahe dem Pupillen-Rande, so dass der Splitter, wie so oft, beim Durchschlagen durch die Vorder-Kammer sich gedreht hat. Durch die Hornhaut ist er mit der Längsseite, durch die Iris mit der Schmalseite hindurchgedrungen. Die Linse zeigt die bekannte sternförmige Unterlaufung. Die Durchschlagstelle der hinteren Linsenfläche ist im Pupillen-Gebiet deutlich zu sehen. Das Auge ist nicht gereizt, Sehkraft befriedigend. (S = $^1/_4$.) Da bereits acht Tage seit der Verletzung verstrichen, aber keine Spur von Eiter-Bildung nachweisbar, muss der Splitter a s e p t i s c h sein. Art der Arbeitsverletzung nicht festzustellen, da der Arbeiter den Augenblick der Verletzung nicht anzugeben vermag. Eine starke Ablenkung der Magnet-Nadel wird beobachtet, sowie der Schläfensaum der Lederhaut angelegt wird; eine sehr geringe, wenn der entgegengesetzte herangebracht wird. Sofort wurden Versuche mit dem Riesen-Magneten unternommen, um den Splitter in die Vorderkammer zu ziehen. Dieselben fielen ganz unbefriedigend aus, 1) weil der Verletzte trotz Cocaïneinträuflung sehr ungebehrdig, 2) weil bei der künstlichen Beleuchtung (mit elektrischen Lämpchen) zu wenig zu sehen ist, da die stumpfe Spitze des Riesen-Magneten[1] die Hornhaut deckt.

Am folgenden Morgen wird der Versuch wiederholt, zunächst der Magnet etwas schräg, mit der Spitze nach oben, festgestellt und seitliche Beleuchtung zu Hülfe genommen. Jetzt sieht man deutlich, dass, sowie der aufrecht sitzende Kranke mit der cocaïnisirten Hornhaut (und zwar der Schläfenhäfte) an die stumpfe Spitze des Riesen-Magneten herangebracht wird, die Spitze des Eisensplitters, der nach vorn gezogen ward, die Regenbogen-Haut kegelförmig nach vorn wölbt. Natürlich gelingt es nicht, die Iris zu durchbohren. Aber es ist auch unmöglich, trotz wiederholter Versuche, indem

[1] Derselbe war damals noch nicht drehbar gemacht.

die stumpfe Spitze des Magneten vor der Pupille gegen die Hornhaut gebracht wird, den Splitter hinter der Iris in die Pupille hineinzuleiten. Sowie der Magnet entfernt wird, sinkt der Splitter zurück; wie weit, ist nicht zu sehen. Somit hat der Riesen-Magnet wohl dem Splitter eine günstigere Lage gegeben; aber zur Ausziehung ist der kleine Magnet unentbehrlich.

Die Irispincette wird magnetisirt, indem man sie eine Minute an dem grossen Magneten haften lässt, dann sofort die Instrumente zur Iridektomie und das gekrümmte Endstück des kleinen Magneten sterilisirt, eine Iridektomie lateralwärts ausgeführt und der kleine Magnet in die Vorder-Kammer eingeführt. Bei der zweiten Einführung haftete der Splitter und wurde leicht entfernt. Kein Glaskörper, kein Blut. Verband. Zu Bett. Reizlose Heilung.

Der Splitter ist $2^1/_2$ mm lang, $^1/_2$ mm breit und wiegt nur $1^1/_2$ mg.

Es war hier sehr wichtig, den Lederhaut-Schnitt zu vermeiden, da derselbe wegen der vorderen Lage des Splitters zu nahe an den Ciliarkörper herangekommen wäre. Ebenso wichtig war es, die Ausziehung der weichen, durchgeschlagenen Linse zu vermeiden, da hierbei Glaskörper-Vorfall zu befürchten stand. Ich war mit der Hilfswirkung des Riesen-Magneten in diesem Fall zufrieden, glaube aber, dass auch ohne diese mein Magnet nach der Iridektomie den Splitter geholt hätte. Nach der reizlosen Heilung der Iridektomie erübrigt es noch, den Verletzungs-Star zu beobachten und nöthigenfalls zu heilen, was wohl keinen Schwierigkeiten unterliegen wird. Uebrigens hält sich zunächst die umschriebene Linsen-Trübung, die von dem Durchfliegen des Splitters abhängt, ganz stationär.

Am 9. Februar 1897: + 3 D. S = $^5/_{30}$, mit Lochbrille dazu, = $^5/_{10}$. Dünne Trübung an der Vorderkapsel, Striche und Punkte in der hinteren Rinde. — Trotzdem wird Beseitigung der Linse (Discission) wohl später nöthig werden.

F. 5. (XXVIII.) Am 14. Jan. 1899 sah ich zum ersten Mal den 26jähr. Arbeiter G. S. Am 27. Mai 1898, also vor $7^1/_2$ Monaten, war ihm beim Gewinde-Schmieden etwas in's rechte Auge geflogen; die Sehkraft des letzteren hatte allmählich abgenommen.

L. Sn, On. — R. S = $\frac{1}{\infty}$. Das Auge ist reizlos, bis auf mässiges Thränen, Spannung normal. Die Iris zeigt den deutlichen Beginn der Verrostung, die Hornhaut aber (bei Lupen-Betrachtung) noch nicht; doch ist in derselben ein kleiner Rostfleck (*a*) sichtbar und die Durchbohrungs-Narbe (*b*) des eingedrungenen Fremdkörpers. Die getrübte Linse zeigt unter der Vorder-Kapsel den charakteristischen Kranz von Verrostungs-Flecken. (Fig. 25.)

Das Sideroskop giebt gerade nach unten von dem unteren Hornhaut-Scheitel einen starken Ausschlag, einen schwächeren innen-unten, einen sehr geringen aussen-unten.

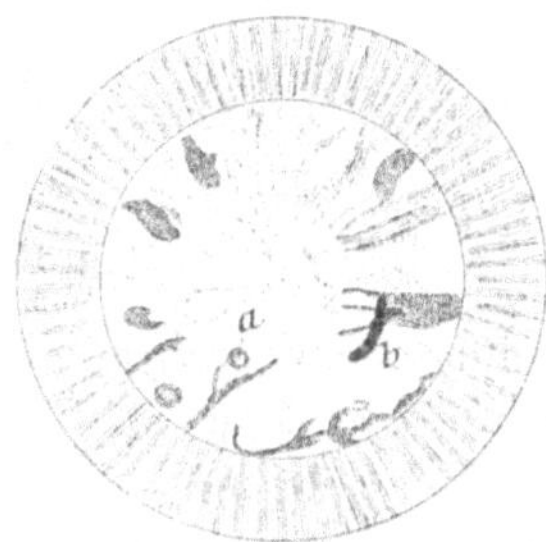

Fig. 25.

Dies Ergebniss blieb genau dasselbe bei wiederholter Untersuchung. Wiederholte Versuche mit dem Riesen-Magneten (SCHLÖSSER's bei uns, HAAB's bei HIRSCHMANN) ganz erfolglos; der Verletzte hat nicht einmal die geringste Empfindung, wenn die Spitze unten angelegt wird!

Diagnose. Eisensplitter unten in der Netzhaut, vor dem Aequator.

Prognose. Das Auge scheint verloren, wenn der Splitter nicht entfernt wird, da die Verrostung schon eingeleitet ist.

Therapie. 1. Plan. Iridektomie nach unten und Einführung meines kleinen Magneten von $2^1/_2$ mm Dicke durch den Zonular-Raum zur Entfernung des Splitters. Später Ausziehung der Linse. (Wäre die Linse **nicht** getrübt, so würde ich den Meridional-Schnitt vorziehen.)

2. Ausführung. Unter Holocaïn normal.

Breite Iridektomie nach unten. Die Einführung des Magneten scheint unbequem; deshalb sofort der Schnitt beiderseits ein wenig erweitert. Jetzt wird das gekrümmte Magnet-Ende, die Concavität gegen die Augapfel-Wand gerichtet, langsam gerade nach unten eingeführt, etwa 4—5 mm, eine kleine Hebel-Bewegung nach rechts und links ausgeführt und sofort wieder ausgezogen, etwa nach $1^1/_2$ Secunden.

Der feine Splitter haftet am Magneten! Glaskörper ist nicht vorgefallen, nicht einmal zwischen die Wundlippen getreten. Die Heilung erfolgt regelmässig, wie bei einer gewöhnlichen Iridektomie. Die getrübte Linse ist weder beweglich, noch verschoben.

Folglich wird die spätere Ausziehung des Verletzungs-Stars nicht die geringste Schwierigkeit verursachen. (Ist 1. III. regelrecht erfolgt, und geheilt.)

Der Splitter wiegt nur 0,6 mg.

Man sieht wiederum, dass ein ganz feiner Splitter in der Netzhaut Verrostung, d. h. Erblindung des verletzten Auges, einleiten kann. Man sieht ferner, dass der Riesen-Magnet in solchen Fällen vollständig versagt, dass aber der kleine Magnet, geschickt gehandhabt, vollen Erfolg gewährleistet.

16. Ueber die Gefahren des Haab'schen Magneten

brauche ich mich nicht zu äussern, da Herr M. Linde darüber soeben im Januar-Heft d. C.-Bl. f. A. eine gründliche Auseinandersetzung veröffentlicht hat:

„Die in der Wiener klinischen Wochenschrift aus der Klinik des Prof. Fuchs in Wien durch M. Sachs veröffentlichten 32 Fälle von Magnet-Ausziehungen lassen es, wie sich dies auch aus einem rein theoretischen Raisonnement ergiebt, wünschenswerth erscheinen, künftig eine genaue Indication für die Anwendung des Haab'schen und des Hirschberg'schen Electro-Magneten zu sichern. Was der eine leistet, leistet der andere nicht. Die grosse Stärke des einen gereicht oft zum Schaden, die geringe Kraft des anderen genügt oft nicht. Wann wollen wir nach Haab, wann nach Hirschberg operiren?

Prof. Hirschberg wendet sich sehr richtig gegen die gedankenlose Anwendung zu starker Magnete[1] und schreibt diesen gerade Unglücksfälle bei der Operation und Schädigungen dauernder Art zu.

Und in der That sind die von M. Sachs publicirten, zum grössten Teile mit dem Haab'schen Riesen-Magneten operirten Fälle weit davon entfernt, uns das Operations-Verfahren nach Haab unter allen Umständen als ein verlockendes erscheinen zu lassen. In vielen dieser Fälle müssen wir zugeben, dass nach der Hirschberg'schen Methode weit glatter und gefahrloser operirt wäre.

Hören wir z. B. folgende Fälle, so wird uns dies klar:

„Fall 13. Vasic. V. 20 Jahre, aufgenommen 9. Oct. 96.

Verletzung am selben Morgen am linken Auge.

Starke Reizerscheinungen. Aussen in der Sclera beginnend, und zwar über dem horizontalen Meridian eine in die Hornhaut reichende,

[1] Ueber die Entfernung von Eisensplittern aus der Netzhaut. Deutsche med. Wochenschr. 1894, Nr. 23 u. 25.

circa 5 mm lange, scharfrandige Wunde. Iris vorgefallen. Hyphaema. Pupille schwarz, Fundus schlecht sichtbar.

Das Sideroskop zeigt grössten Ausschlag bei Näherung des äusseren-unteren Bulbus-Quadranten.

Operation: Bei Verwendung des HAAB'schen Magneten verspürt Patient grosse Schmerzen. Die Iris wird vorgewölbt. Patient wird in den Operationssaal gebracht; die Iris wird ausgeschnitten. Der fast linsengrosse, kantige Eisenspahn mit dem HIRSCHBERG'schen Magneten extrahirt.

Am 22. Dec. 96. wird das Auge wegen andauernder Schmerzhaftigkeit enucleïrt."

Ueber Visus des enucleirten Auges ist nichts gesagt. Auch die anatomische Ursache der Schmerzhaftigkeit am enucleïrten Auge festzustellen, wäre von Interesse gewesen. Zu vermuthen ist, dass der kantige Eisensplitter beim Annähern des HAAB'schen Riesen-Magneten Zerreissungen und Quetschungen des Ciliarkörpers verursacht hat, da doch sonst gewöhnlich mit der Befreiung vom Fremdkörper das gereizte und schmerzhafte Auge reizlos wird.

Hören wir weiter:

„Fall 3. Adam, H. 19 Jahre, aufgenommen 8. Nov. 95. Verletzung am 4. Nov. beim Oeffnen einer Kiste am linken Auge.

In der Mitte der Hornhaut eine 2 mm lange, lineare Trübung. In der Mitte der Linsenkapsel eine ebenso grosse Einbruchspforte. Wundstar. Im Glaskörper flottirende Trübungen. Auge gereizt. Die sideroskopische Untersuchung negativ. Grosser Gf.-Defect innen.

Am 2. Dec. gelingt es mit dem Spiegel aussen-oben nahe der äussersten Peripherie, einen in der Netzhaut festsitzenden Fremdkörper wahrzunehmen.

Am 4. Dec. wird der äussere Theil der Cornea dem HAAB'schen Magneten genähert; die Spitze ist $^1/_2$ cm von der Cornea entfernt. Bei stärkster Stromstärke wird die Iris vorgebaucht. Patient verspürt heftigen Schmerz. Die vordere Kammer füllt sich mit Blut. Am Nachmittage ist der Fremdkörper nicht mehr an der Stelle, wo er am 2. Dec. gesehen worden war, wahrzunehmen. Die Katarakt hat zugenommen. Aussen-unten im Glaskörper ganz peripher sieht man gelegentlich einen hellen Reflex, der wohl vom Fremdkörper herrührt.

Am 5. Dec.: Da der des Tages vorher mit dem HAAB'schen Magneten angestellte Extractionsversuch keinen Erfolg hatte, so wurde zunächst von seiner Anwendung abgesehen und die Entfernung des Fremdkörpers nach HIRCHBERG angestrebt. Es wird ein 5 mm langer Schnitt in der Sclera angelegt. Mehrmaliges Eingehen mit dem HIRSCHBERG'schen Magneten bleibt ohne Erfolg. Nach Anlegung der Spitze des HAAB'schen Magneten an die Sclerawunde gelingt die Extraction des länglichen, circa $1^1/_2$ mm breiten Eisenspahns. S. bei der Entlassung Finger in 2 m."

Auch hier war die erste Annäherung des Auges an den HAAB'schen Riesen-Magneten von übelster Wirkung. Der vorher sichtbare, in der Netzhaut steckende Fremdkörper, der sicher bei sofortigem Einschnitt in die Sclera mit dem HIRSCHBERG'schen Magneten bei seiner Grösse und dem bekannten Sitze glatt entfernt wäre, wird durch den HAAB'schen Magnet mit Gewalt gegen den Ciliarkörper oder Linse gerissen, dergestalt, dass die Iris unter Schmerzen nach vorwärts gebuckelt wird und die Vorderkammer sich mit Blut füllt. Der Fall wurde durch diese Manipulation wesentlich verschlechtert, die ärztliche Hülfe geschah nicht cito und jucunde.

Dasselbe lässt sich sagen von Fall 4:

„Theodor N. 33 Jahre, aufgenommen 16. Jan. 96. Verletzung am Vormittage desselben Tages.

In der inneren Hälfte des l. Bulbus eine bogenförmig verlaufende, Sclera und Cornea durchsetzende Wunde; dieselbe ist circa 3 mm lang. In der Iris hirsekorn-grosse, nicht durchleuchtbare Stücke. Glaskörper besonders innen und unten getrübt.

Sideroskop: Grosser Ausschlag bei Annäherung des innerenunteren Bulbus-Abschnittes. Es wird innen-unten die Vorderkammer punktirt, der HAAB'sche Magnet angelegt, der den Fremdkörper und mit diesem die Iris anzieht. Abtrennung der Iris mit der Scheere. Die Iris ist in einer $^1/_2$ cm langen Strecke innen dialysirt."

Da bei diesem Fall bemerkt ist: „von der Application dieser Art des HAAB'schen Magneten werde in der Folgezeit abgesehen", so hat schon der Operateur die grosse Gefahr des HAAB'schen Magneten bei eröffneter Vorder-Kammer erkannt. Die nach vorwärts gezogene Iris und Linse findet in dem Druck der geschlossenen Vorder-Kammer Widerstand. Ist aber die Vorder-Kammer eröffnet, so ist die Folge, dass die Iris oder Zonula abreisst. Sicher können bei dieser Anwendung des HAAB'schen Magneten auch Linsen-Luxationen oder Subluxationen beobachtet werden.

Wie enorm die magnetische Kraft des HAAB'schen Instrumentes wirkt, lässt sich aus einem Fall ermessen, wo wahrscheinlich der Eisensplitter durch die sämmtlichen Augenhäute gezogen wurde.

„Fall 23. Nicolaus A., 34 Jahre, aufgenommen 21. Nov. 1897. Verletzte sich am 18. November das rechte Auge."

Ciliar-Injection. Vom oberen Hornhaut-Rand zieht im verticalen Meridian der eine Schenkel, parallel dem inneren-oberen Hornhaut-Rand der andre Schenkel einer Lappenwunde, die bereits verklebt ist; dahinter die Iris vom Pupillen-Rand bis nahezu zum Ciliar-Rand eingerissen. In der Pupille und im Colobom zartes Exsudat. Zarte Katarakt.

Das Sideroskop zeigt sehr grossen Ausschlag bei Annäherung des inneren Bulbus-Abschnittes.

Der HAAB'sche Magnet wird mit dem inneren-oberen Hornhaut-Quadranten in Berührung gebracht. Man bemerkt eine Vorwölbung in der Gegend des Rectus internus. Ausserdem verspürt der Kranke einen heftigen Schmerz.

Die Bindehaut wird über der Stelle, die vorgewölbt wurde, eingeschnitten; aus dem subconjunctivalen Gewebe konnte ein Eisenspahn von halber Linsengrösse entfernt werden. Keine Perforationsstelle der Sclera nachgewiesen. Visus: Fingerzählen."

Wohl selten ist ein Instrument empfohlen, das in seiner Anwendung so ungewiss ist und den Arzt dem Glückszufall so preisgiebt, wie der HAAB'sche Magnet."

17. Schluss-Betrachtung über die Ausziehung von Eisensplittern aus Glaskörper und Netzhaut.

Vor der Einführung des Electro-Magneten, in den ersten zehn Jahren meiner eignen Thätigkeit, ist es mir niemals gelungen (auch meinem Lehrer A. v. GRAEFE niemals,) einen in den Glaskörper oder in die Netzhaut eingedrungenen Eisensplitter mit Erfolg für die Sehkraft herauszuziehen.

Die zahlreichen traurigen Fälle, die zur Entfernung des Augapfels führten, hier ausführlich wiederzugeben, würde nur den Leser ermüden, aber nicht besonders lehrreich sein. Ich verweise auf die Inaug.-Diss. von Dr. F. HOMBURG (Berlin 1883, L. Schuhmacher, 116 Seiten), der aus 3370 aufeinander folgenden Kranken-Geschichten meiner Anstalt (von 1869 bis Dec. 1882) 520 Fälle von Augen-Verletzung gesammelt hat.[1]

Andere Fachgenossen sind in der vormagnetischen Zeit nicht glücklicher gewesen.

In der vortrefflichen Sonderschrift von ZANDER und GEISSLER über die Verletzungen des Auges, aus dem Jahre 1864, heisst es S. 213: „Ein in den Glaskörper-Raum eingedrungener fremder Körper ist nur selten der chirurgischen Kunst zugänglich; man ist daher fast immer gezwungen, denselben seinem Schicksal zu überlassen."

Aus der grossen Zahl von ziemlich gleichlautenden Urtheilen über die in den Glaskörper-Raum eingedrungenen Metallsplitter will ich nur als Beispiele die beiden folgenden citiren:

H. POWER (St. Barthol. Hosp. Rep. XI p. 181—209, und X, 155) berichtet 1875 über 39 Fälle von schweren Augen-Verletzungen und vertheidigt den Grundsatz, dass in allen Fällen, wo die Anwesenheit eines Fremdkörpers im Glaskörper anzunehmen, die geeignete Behandlung, namentlich bei den arbeitenden Klassen, in der frühzeitigen Entfernung des Augapfels bestehen soll.

G. LAWSON (Lancet, March 27, 1875) betont die Nothwendigkeit der Ausschälung in allen Fällen, wo ein Fremdkörper in die Tiefe des Auges gedrungen, und nicht ausgezogen werden kann, auch wenn noch ein gewisses Sehvermögen besteht.[2]

H. KNAPP, der im X. Band des von ihm (damals mit mir) herausgegebenen Arch. f. A. (S. 71 fgd., 1879) wohl die gründlichste Arbeit über die Entfernung von Fremdkörpern aus dem Augen-Innern veröffentlicht hat, konnte nur 16 Fälle auffinden, wo wirklich aus der Glaskörper-Substanz ein Fremdkörper extrahirt worden; und darunter waren, abgesehen von zwei erwähnten Magnet-Fällen von DIXON und M'C KEOWN, nur zwei Fälle mit leidlich gutem Sehvermögen (JEAFFRESON und KNAPP)!

Man wird wohl nicht wagen, den Werth der Magnet-Extraction durch die Bemerkung herabzudrücken, dass vielleicht in einem der gelungenen Fälle spontane Einkapselung hätte erfolgen können.

[1] Hieraus folgt, dass bei mir die Zahl der Verletzten unter den stationären Kranken 15% beträgt, in München bei Prof. v. ROTHMUND nur 1,25% oder 137 unter 10 143 stat. Kranken. Vgl. C.-Bl. f. A. 1882, S. 490.

[2] Vgl. M'C KEOWN, Dublin med. J. 1876, I, p. 201: An eye, in which a foreign body is lodged in the vitreous, is doomed, and the patient is fortunate, if his other eye escapes an attack of sympathetic ophthalmia.

Für die meisten wäre die Behauptung absurd. Selbst für kleine, eben frisch eingedrungene Splitter ist auf dauernd reizlose Einheilung nicht zu rechnen.

Wenn wir die Fälle längere Zeit beobachten, tritt Erblindung des Auges ein.

Jeder Fall, den wir retten, ist ein Geschenk der Kunst. Aber der Verletzte kann die Heilung nicht in jedem Fall fordern, da ein etwaiger Misserfolg nicht vom Arzt, sondern von der Schwere der Verletzung abhängt.

Septische Splitter, die länger im Auge verweilten, und übergrosse lassen Wiederherstellung der Sehkraft nicht zu. Die übrigen können wir heilen. Das ist die grosse Mehrzahl.

Eine Statistik der Magnet-Operation ist nicht vergleichbar mit einer Statistik der Star-Operation. Die Statistik der Magnet-Operation eines geübten Wundarztes zeigt im Wesentlichen nur, wie gross das Verhältniss der überschweren Fälle zu der Gesammtzahl in seinem Wirkungskreis sich gestaltet. Darum habe ich mich bisher nicht entschliessen können, den Versuch einer solchen Statistik zu wagen, ehe nicht die Erfahrung grösser, und die Zahl der Operationen ausreichend geworden. Noch weniger mochte ich meine Zahlen mit den in der Literatur vorfindlichen zusammen werfen, weil aus dieser Mischung gar keine Klarheit hervorgehen konnte.

Heute möchte ich eine Uebersicht der Ergebnisse der Ausziehung von Eisensplittern aus Glaskörper und Netzhaut während der drei letzten Jahre aufstellen.[1]

A) Sechzehn Fälle kamen zur Operation. Davon lieferten guten Erfolg (brauchbares Sehvermögen) zehn Fälle; oder 62,5 $^0/_0$, wenn die Berechnung von Procenten aus einer so kleinen Zahl zugelassen wird. Unter diesen zehn erfolgreichen Fällen erlangten 7 ganz gute Sehkraft (von $^1/_2$ bis 1). 6 waren aus dem Glaskörper, 4 aus der Netzhaut; 8 frisch, 2 alt; 7 mit meinem Magnet, 3 mit Schlösser's und meinem.

B) In drei Fällen wurde nur Lichtschein, bezw. die Form des Augapfels erhalten.

C) In drei Fällen musste trotz der Entfernung des Splitters nachträglich der Augapfel entfernt werden.

[1] Die sorgfältige Zusammenstellung der Fälle aus meinen Kranken-Tagebüchern verdanke ich Hrn. Collegen Dr. Spiro.

Aus der in der folgenden Tafel angeführten Uebersicht wird Jedem klar werden, dass die ungenügenden Erfolge von B und die Misserfolge von C lediglich von der Schwere der ursprünglichen Verletzung herrühren.

Ausserdem gelangten während der drei genannten Jahre noch drei Fälle mit Eisen in der Tiefe des Auges zur Beobachtung. Der Eine kehrte nach der ersten Besichtigung nie wieder. Bei dem Zweiten war das rechte Auge seit mehr als 2 Jahren fast blind, verrostet, ganz reizlos; hier konnte ich mich zum Lederhaut-Schnitt nicht entschliessen, da der grosse Magnet von aussen keine Wirkung entfaltete. Der Dritte hatte einen feinen Splitter ganz hinten im Glaskörper, bei guter Sehkraft, ohne Reizung; auch hier konnte ich mich zum Lederhaut-Schnitt noch nicht entschliessen, da der grosse Magnet von aussen keine Wirkung entfaltete.

A.

a) Frische Fälle.

1. 24jähr. W. B., sofort, aus Glaskörper, 7 mg. S = 1.

2. 36jähr. A. S., sofort, a. Gl., 23 mg, nachträglich Linsen-Ausziehung, S = $^1/_2$.

3. 9jähr. H. J., nach 3 Tagen, aus Glaskörper, nachträgl. Linsen-Ausziehung, S = 1.

4. 37jähr. H. K., nach 2 Tagen, aus Glaskörper, 1,9 mg; nach Linsen-Ausziehung, S = $^5/_9$.

5. 19jähr. E. K., nach 8 Tagen, aus Glaskörper, $1^1/_2$ mg, S = $^5/_{30}$. (Die Linsentrübung ist noch nicht operirt.)

6. 31jähr. R. K., sofort, aus Glaskörper, 5 mg (16 mm lang!), S = $^5/_6$.

7. 17jähr. H. L., nach 4 Tagen, aus Netzhaut, 9 mg, $2^1/_2 \times 1^1/_2$ mm, S = $^1/_2$. (Auge schon früher verletzt.)

8. 26jähr. J. K., sofort (nach 6 Stunden), aus Netzhaut, 27 mg, S = 1.

b) Alte Fälle.

9. 16jähr. P. L., nach 5 Monaten, aus Netzhaut, 27 mg, S = $^1/_2$.

10. 16jähr. B., nach 11 Monaten, aus Netzhaut, 0,9 mg, S befriedigend.

B.

1. 22jähr. A. T. kommt mit Hornhaut-Wunde, Linsentrübung, schmutzigem Auge. Eisensplitter sofort herausbefördert (mit gr. + kl.

Magneten); 72 mg. Nach 4 Tagen, unter Chloroform, Ausziehung der Linse und Abtragung des Iris-Vorfalls. Reizlose Heilung. Augengrund sichtbar, keine Netzhaut-Ablösung. Patient behauptet nichts zu sehen, Pupille reagirt auf Lichteinfall. (8monatl. Beobachtungsdauer.)

2. 35jähr. P. W. kommt mit 8 mm langer Wunde, zur Hälfte in der Lederhaut. Sofort Splitter geholt (mit gr. + kl. Magneten, 62 mg, $4^1/_2 \times 2^1/_2$). Es sitzt ein Flock Werg am Splitter. Entfernung der Linse, reizlose Heilung, aber bindegewebige Schrumpfung des Glaskörpers durch Infection bei der Verletzung. (2jähr. Beob.)

3. 25jähr. G. G. kommt mit grosser Hornhautwunde, aus der Glaskörper herausragt. Sofort Splitter mit grossem Magneten entfernt (von Dr. Kuthe, $4^1/_2 \times 2^1/_2$). Augapfel reizlos, aber weich. Nach 6 Wochen Ausziehung der Linse mit Iris-Ausschneidung. $S = \frac{1}{\infty}$, in Folge der Netzhaut-Zerschmetterung bei der Verletzung.

C.

1. 54jähr. P. K. kommt mit breit aufgeschlagenem, blutendem rechten Auge, die Wunde reicht von jenseits der Ciliarkörpergegend bis zur Mitte der Hornhaut. Der nur zwischen die Wundlefzen gebrachte kleine Magnet holt den übergrossen Splitter (800 mg, $8 \times 6 \times 2$ mm, Kesselwand). Stockblindheit, Schmerz, Klaffen der Wunde. Enucleation nach 9 Tagen.

2. 21jähr. R. E. kommt mit 8 mm grosser Wunde, hauptsächlich der Lederhaut; Glaskörper und Fetzen hängen heraus. Der kleine Magnet, zwischen die Wundlippen gebracht, holt den Splitter sofort (115 mg, 6×6 mm, Niet-Kopf). Fetzen abgetragen u. s. w. — Chemosis, Schmerz. Enucl. nach 7 Tagen.

3. 40jähr. R. G. kommt mit zusammengefallenem, bluterfülltem rechten Augapfel, oben-hinten am Aequ. grosse Wunde, Oberlid durchschlagen. Das Ansatzstück des grossen Magneten fördert sofort übergrosses Eisenstück (von 153 mg). — Chemosis. Enucl. nach 9 Tagen.

Dritter Abschnitt.

Entfernung von Eisensplittern aus den vorderen Theilen des Auges und aus der Umgebung derselben.

18. Allgemeine Bemerkungen.

Aus den vorderen Theilen des Auges hat man natürlich schon vor der Einführung des Electro-Magneten Eisensplitter, die bequem sichtbar waren, oft genug mit Erfolg herausgezogen.

Aber trotzdem hat auch für diese Fälle der Electro-Magnet unleugbare Vortheile:

1. Derselbe holt mit Leichtigkeit Eisenstückchen, die man mit keinem andren Werkzeug fassen könnte, z. B. eine ganz mürbe Rost-Masse, die 17 Jahre in der Linse verweilt hatte; oder aus dem Hornhaut-Gewebe haarfeine Splitter, die beim zartesten Anfassen sofort zerbrechen.

2. Die magnetisirte Lanze kann kleine Eisensplitter aus dem weichen Verletzung-Star schon vor Entbindung des letzteren mit Sicherheit, Leichtigkeit und Eleganz herausbefördern.

3. Der Electro-Magnet holt mit Leichtigkeit Eisenstückchen, die während der Operation in den Glaskörper versunken und dem Blick des Wund-Arztes entschwunden waren.

4. Der Magnet holt Splitter, die an gefährlicher Stelle in der Kammerbucht, zwischen Lederhaut und Strahlen-Körper, oder auf und in der Iris sitzen, durch sanften Zug von vorn, so dass die gefürchtete Verletzung der Linse vollständig vermieden wird; während alle mechanisch wirkenden Fass-Werkzeuge, wenn sie den Splitter packen sollen, einen immerhin bedenklichen Druck nach hinten ausüben müssen. Mehrmals habe ich Splitter aus dem Iris-Gewebe mit dem Magneten herausgeholt und eine runde, bewegliche Pupille erhalten: das operirte Auge sieht vollkommen und sieht ganz natürlich aus. Kleinen Splittern, welche in der Kammerbucht festsitzen oder gar zwischen Lederhaut und Strahlen-Körper eingeklemmt sind, kann man kaum auf eine andre Weise beikommen, da Raum für Entfaltung andrer Instrumente nicht vorhanden ist.

5. Was die Splitter in der Hornhaut anlangt, so werden zwar die ganz kleinen, punktförmigen, welche in den oberflächlichen Schichten der Hornhaut sitzen, sehr leicht mit der gekrümmten Star-Nadel herausgehoben, wie ich aus weit über zehntausend eigenen Beobachtungen[1] bestätigen kann; aber die tiefer im Hornhaut-Gewebe vergrabenen, schon grösseren (von 1—3 mm Gewicht), die gelegentlich bis in die Vorder-Kammer hineinragen, bieten grössere Schwierigkeiten und selbst Bedenken, da sie bei den Ausziehungs-Versuchen in die Vorder-Kammer hineingestossen werden könnten.[2] Ein Fall, der von seinem Arzt 25mal hintereinander vergeblich in Angriff genommen, gelang beim ersten Versuch mit dem Magneten. Nie ist in den zahlreichen hierher gehörigen Fällen der Splitter in die Vorder-Kammer gestossen worden. Stets gelang die sofortige Ausziehung. Mit der flach geführten Lanze wird vor dem vorderen Ende des Splitters das Hornhaut-Gewebe ein-, bezw. abgeschnitten und sofort der Magnet aufgesetzt.

Der letztere bewährt sich auch bei haarfeinen Splittern, welche das Hornhaut-Gewebe durchsetzen.

6. Dagegen können die in der Lidhaut sitzenden, von Binde-Gewebe fest umwachsenen Eisenstückchen dem Zuge des Magneten meistens nicht folgen; aber gerade diese sind auch ganz bequem mit Pincette[3] und Scheere zu entfernen.

---

[1] Ich stelle mich hinter den sitzenden Kranken, drücke seinen Kopf gegen meine Brust, ziehe mittelst des Daumens und Zeigefingers meiner Linken die Lider vom Augapfel, damit den letzteren feststellend, und gehe mit der gekrümmten Nadel gleich hinter den Fremdkörper, was meist gelingt, so dass die unruhige Bewegung des Verletzten erst nach der Ausziehung erfolgt. Einlegen des Sperrers und Anwendung der Pincette ist nur sehr selten nöthig gewesen, z. B. bei Taubstummen. Auch bei kleinen Kindern kann man so verfahren; bei diesen habe ich 1—2 Mal zur Antäubung mit Chloroform meine Zuflucht genommen. Dies bezieht sich auf die Zeit vor dem Cocaïn. Heutzutage hat sich gerade auf diesem Gebiete die günstige Wirkung der Cocaïn- und Holocaïn-Einträuflung bewährt. — Wer des Fabricius' naive Beschreibung eines solchen einfachen Falles liest, merkt den Unterschied der Zeiten hinsichtlich der Entwicklung der Industrie, der Krankenzahl und unsrer Werkzeuge und Hilfsmittel.

[2] Vgl. den Fall von Horner, wo der Splitter in die Iris gestossen und auch durch sofortige Iridektomie nicht entbunden wurde. (Arch. f. A. XVIII, S. 2.)

[3] Diese kann auch gelegentlich bei einem in der Kammerbucht eingekeilten Splitter zur nützlichen Verwendung kommen.

19. Die Ausziehung von Eisensplittern aus der Linse, erläutert durch drei Beispiele aus früherer, mittlerer und neuer Zeit.

F. 1. (XXIX.) Am 28. December 1882 kam der 30jährige Arbeiter P. J. mit der Klage, dass die Sehkraft seines linken Auges seit etwa 10 Tagen gestört sei. Er selber weiss von keiner Verletzung; dieselbe muss also ziemlich schmerzlos gewesen sein.

Das rechte Auge ist normal und sehkräftig. — Das linke Auge sieht nur Finger in nächster Nähe. Die Linse dieses Auges ist getrübt, hauptsächlich in der vorderen und hinteren Rindenschicht, und dabei gebläht; sie enthält dicht unter der vorderen Kapsel, am äusseren-unteren Quadranten des Pupillen-Randes einen glänzenden Eisensplitter, der bei verengtem Sehloch soeben noch von der Regenbogen-Haut gedeckt wird. Dicht neben dem Fremdkörper ist eine kleine, weisse, linienförmige Durchbohrungs-Narbe in der Hornhaut sichtbar.

Der Splitter musste mit seiner Schmalseite senkrecht durch die Hornhaut gedrungen sein und in der Linse sich schräg gelagert haben, mit dem längsten Durchmesser nicht mehr von vorn nach hinten, sondern von aussen-oben nach innen-unten.

Am 30. December 1882 schritt ich zur Operation, die ohne Betäubung ausgeführt wurde.

Es galt, zunächst des kleinen Fremdkörpers habhaft zu werden. Jede Blutung, die ihn verdecken konnte, war zu vermeiden, deshalb ein Schnitt innerhalb der Hornhaut ohne Iris-Ausschneidung anzulegen, und womöglich die Ausziehung des Splitters mit dem nämlichen Instrument vor dem vollständigen Abfluss des Kammer-Wassers zu vollenden. Ich magnetisirte daher (durch Bestreichen mittelst der Electro-Magnetspitze) meine Star-Lanze,

Fig. 26.

Schematische Vorderansicht des Auges im Fall 1/XXIX.
1 Eisensplitter in der Linse,
2 Hornhaut-Narbe von der Verletzung,
3 Hornhaut-Schnitt bei der Operation,
4 Kapselspaltung bei der Operation.

welche mehr Eisen (bezw. Stahl) enthält, als eine gewöhnliche, legte innen-oben, gegenüber dem Rande der erweiterten Pupille, einen linienförmigen Schnitt durch die Hornhaut an (s. Fig. 26) und führte sogleich die Spitze der Lanze durch die Mitte der Linsen-Kapsel bis an den Fremdkörper. Augenblicklich haftete dieser der magnetischen Lanze an und wurde, gleichzeitig mit einem Flöckchen Star-Masse, aus der Wunde herausbefördert.

Hierauf entfernte ich Sperrer und Pincette und entleerte die Linse theils durch sanften Druck mittelst der Lider, theils durch Einführung des DAVIEL'schen Löffels; eine runde tiefschwarze Pupille und gute Sehkraft war das sofortige Ergebniss. Die Heilung erfolgte reizlos.

Bei der Entlassung, 21 Tage nach der Ausziehung, ist bei oberflächlicher Betrachtung keine Spur eines Eingriffs wahrnehmbar, das Auge liest mit passendem Glas feinste Schrift. (Mit + $2^1/_4$" Sn $1^1/_2$ in 6", mit + $3^1/_2$" Sn L in 15'.) Sehr bald war volle Sehkraft vorhanden.

Der Splitter ist $^5/_4$ mm lang, sehr fein und wiegt nur $^3/_4$ mg. Das Auge ist dauernd gut geblieben, ja noch besser geworden.

Anm. 1. Dass es sich hier wirklich um magnetische Anziehung und nicht um mechanisches Anhaften handelte, — davon konnte ich mich nach Beendigung des Eingriffs an der sorgfältig gereinigten Star-Lanze auf das leichteste überzeugen.

Wer öfters Magnet-Operationen ausführt, sieht bald, dass die stählernen Instrumente, welche mit dem Magnet in Berührung kommen, noch längere Zeit nach der Operation magnetisch bleiben, so z. B. die Pincetten sehr leicht die Heftnadeln anziehen und tragen. Schon HASNER hatte das Star-Messer und die Pincette zur Ausziehung oberflächlich in der Hornhaut sitzender Splitter und M'C. HARDY seine Lanze zur Ausziehung eines hinter der Linse gelegenen Fremdkörpers magnetisirt. In manchen unsrer Werkstätten giebt es einen Collegen — ich meine der Arbeiter, — der ein magnetisirtes Messerchen besitzt und theils mechanisch, theils magnetisch kleine Splitter aus der Hornhaut-Oberfläche herauszieht: nicht immer zum Nutzen der Behandelten, da er von der zu solchen Handgriffen nöthigen Sauberkeit gewöhnlich keine Vorstellung besitzt.

Selbst wenn man fest eingekeilte eiserne Fremdkörper nur mit der Pincette ausziehen kann, ist es empfehlenswerth, letztere zu magnetisiren, damit nicht der meist glatte Splitter beim ersten Griff abgleite.

Anm. 2. Heutzutage magnetisire ich die Star-Lanze u. dgl. einfach durch Anlegen an unsren grossen Magneten. Das Kochen der Stahl-Werkzeuge in der (1 %) Soda-Lösung verringert die

Magnetisirung ein wenig, lässt sie aber in ihrem grösseren Betrage[1] fortbestehen.

Die oben beschriebene Methode zur Entfernung kleiner Eisensplitter aus der getrübten Linse empfiehlt sich durch Einfachheit, Eleganz und Sicherheit von selber, so dass ich in ähnlichen Fällen stets derart vorgehen werde.

Ein andrer Fall von Magnet-Extraction des in der Linse haftenden Fremdkörpers war weniger günstig verlaufen (mit Pupillen-Sperre): hier hatte ich, im Vertrauen auf M'c Hardy's Mittheilungen, einfach den Fremdkörper herausgezogen, die Linse aber zunächst im Auge zurückgelassen.

F. 2. (XXX.) Der 32 jährige R. B., der 11. III. 93 sein rechtes Auge beim Ausbessern einer alten Locomotive verletzt, kam 8. V. 93:

R. Finger in $1^1/_2$ m, G. F. n. Feine linienförmige Hornhaut-Narbe, $1^1/_4$ mm lang; feine Narbe der Linsen-Kapsel und des Pupillen-Randes, vorgeschrittene Trübung der Linse mit leichter Quellung, welche die V.-K. abflacht. Gleich hinter der Linsenkapsel-Narbe sitzt in der vorderen Rinde ein schwarzes tetraëdrisches Eisensplitterchen.

10. V. 93. Entfernung des Eisensplitters; die magnetisirte Lanze zieht ihn an, aber erst das gekrümmte Ende des eingeführten Magneten befördert ihn heraus.

19. V. 93. Ausziehung des Verletzung-Stars.

17. VII. 93. Mit + 13 D, S $= \frac{15}{XX}$. Arbeitet ohne Brille.

F. 3. (XXXI.) Der 25 jährige Schmied W., von auswärts, hatte am 22. April 1898 beim Festschlagen eines Hufeisens eine Verletzung des linken Auges erlitten, aber keine Beschwerden verspürt und weiter gearbeitet. Am dritten Tage nach der Verletzung bemerkte er eine leichte Verschleierung des Auges.

Ich fand das verletzte Auge reizlos und bei guter Sehkraft. (Mit + 1 D, S = $^5/_7$; + 6 D, Sn $1^1/_2$ in 15 cm; G. F. n.)

In der Hornhaut, oberhalb des Mittelpunktes, sitzt 1. eine feine, linienförmige (Durchbohrungs-) Narbe von $^1/_2$ mm Länge; dahinter 2., eine Spur tiefer, die Narbe der vorderen Linsen-Kapsel; endlich 3., seitlich davon, nasenwärts, am Rande der mittelweiten Pupille, in der vordersten Linsenschicht ein Eisensplitter von kaum 1 mm Länge und von sehr geringer Breite und Dicke. Blickt der Kranke

[1] 70%, nach Müller-Pouillet, Lehrb. d. Physik, 9. Aufl., III, S. 28, 1888—1890.

nach links-unten, wie er es im Augenblick der Verletzung gethan, so liegen 1, 2, 3 in einer geraden Linie. Bei seitlicher Beleuchtung und Lupen-Betrachtung erscheint der Splitter hell, mit glänzenden Rändern. Bei Durchleuchtung der Pupille (mit der Lupe von + 2" = 20 D hinter dem Augenspiegel) hebt sich der Fremdkörper tiefschwarz ab auf dem rothen Beleuchtungsfeld. Gleichzeitig erscheint die Linse innen-oben durchsetzt von feinsten Trübungs-Bläschen; in der Mitte und aussen-unten ist sie bis auf zwei Gruppen von Riesen-Bläschen durchsichtig geblieben.

Wird, nach Cocaïn-Einträuflung, der vor dem Fremdkörper befindliche Punkt der Hornhaut sanft an das Sideroskop gelegt, so beobachtet man einen Ausschlag von 6 Theilstrichen.

Unter scharfer Beleuchtung mit dem electrischen Lämpchen, die für diese Fälle fast unentbehrlich scheint, wird am 20. Mai 1898 ein Versuch gemacht, mit dem Riesen-Magneten den Fremdkörper aus der Linse herauszulocken und frei in die Vorder-Kammer zu bringen. Der Versuch gelingt nicht. Ich hatte das Gelingen auch nicht erwartet.

Da die Sehkraft noch so gut war, konnte ich mich nicht entschliessen, schon jetzt das Auge und die Linsen-Kapsel zu eröffnen, um den Fremdkörper herauszuziehen. Möglicherweise kann in der reizlosen, epidermoidalen Linsen-Masse ein so feiner Fremdkörper sich einkapseln und beliebig lange befriedigende Sehkraft gestatten, wie ich das sogar bei einem Kupfersplitter bis jetzt schon über fünf Jahre lang beobachte. Sollte aber vollständige Linsen-Trübung eintreten, so hat man nach dem Hornhaut-Schnitt zuerst den Fremdkörper und dann die Linse herauszuziehen.

Von den beiden Möglichkeiten ist die letztere eingetreten. Vier Monate nach der Entlassung kehrte der Verletzte wieder mit fast vollständiger Linsen-Trübung, die so seit 6 Wochen bestand, und deutliche Quellung durch Vorwölbung der Regenbogen-Haut anzeigte, bei reizlosem Auge, normaler Spannung und guter Licht-Empfindung. Fremdkörper an seinem früheren Platz.

Am 20. September 1898 schritt ich zur Operation, die, nach Cocaïn-Einträuflung, völlig regelrecht von Statten ging. Die mittlere Lanze und v. Graefe's Kapsel-Pincette waren vorher am grossen Magneten magnetisirt worden. Unten-aussen, noch in der Hornhaut, aber nahe ihrem Rande, wurde der Lanzenschnitt von 6 mm Länge angelegt, die Spitze der Lanze bis dicht an den Fremdkörper durch die Vorder-Kammer geschoben und dann in die Vorderschicht der

Linse eingesenkt, bis zur Berührung mit dem Fremdkörper. Der letztere folgt der Lanzenspitze, wird aber doch in der Mitte der Vorder-Kammer abgestreift. Jetzt wird das mittlere krumme Ansatzstück meines kleinen Electro-Magneten, das, natürlich frisch ausgekocht, vom zweiten Gehilfen bereit gehalten war, sofort in die Vorder-Kammer eingeführt, der Fremdkörper damit berührt und ausgezogen. Danach folgt die sorgsame Entfernung der kleistrigen, getrübten Linsen-Masse. Die Pupille wird tiefschwarz, bleibt rund. Physostigmin-Einträuflung, Verband.

Die Heilung erfolgte reizlos. Die Pupille ist tiefschwarz, vollkommen klar, rund. Das Auge sieht wie ein gesundes aus und hat volle Sehkraft.

(Mit + 12 D, S = $^5/_7$, mit ⊂ + 1 D cyl. →, S = $^6/_5$.)

Der Fremdkörper wiegt offenbar viel weniger, als ein Milligramm.

Vor der Magnet-Operation (1869—1879) hatte ich 8 Fälle von Eisensplittern in der Linse: jedes Mal ist die mechanische Ausziehung des Splitters gut gelungen: im ersten Fall hatte schon in Folge der Verletzung Netzhaut-Ablösung bestanden, so dass Seh-Erfolg nicht zu erwarten; in den andren 7 Fällen war 6 Mal das Ergebniss ein gutes. Niemals wurde bei der Operation der Splitter in den Glaskörper versenkt, sondern, wenn er grösser und fassbar war, vor der Linsen-Entbindung mit der Pincette extrahirt; wenn er zu klein oder nicht sichtbar war, inmitten der Linsen-Masse heraus befördert.

F. 4. (XXXII). W. W., 32 Jahre alt, kommt am 27. Januar 1890 wegen leichter Reizung der linken Hornhaut. — Das rechte Auge ist im 15. Lebensjahr verletzt worden. Seitdem sah er nichts mit, und die befragten Aerzte nichts in demselben. Es besteht Auswärtsschielen und starke Sehstörung: Finger auf 2'. Aber die erste Prüfung mit Star-Gläsern erzielt Finger auf 10'. Die Linse ist geschwunden bis auf geringe Reste zwischen den Kapsel-Blättern (Bläschen bei Lupen-Betrachtung); aber nach innen-oben zu enthält sie unter dem Pupillen-Rande einen dicken bräunlichen Körper von 3 mm Länge und 2 mm Breite, offenbar den verrosteten Eisensplitter, der siebzehn Jahre im Auge verweilte. Wegen des Linsen-Schwundes und der Gefahr des Glaskörper-Vorfalls wird die Operation mit der magnetisirten Lanze verworfen und am 30. Januar 1890 unter Cocaïn zunächst die Iridektomie nach innen-oben verrichtet, dann sofort mit dem eingeführten gekrümmten Magneten von 2 mm Dicke der

Fremdkörper als Ganzes herausgezogen. Ein Tröpfchen Glaskörper folgt nach, offenbar weil nach der Entfernung des Eisens der Glaskörper frei mit der Vorder-Kammer communicirte. Der Fremdkörper ist fast wie ein Backzahn gestaltet und haftet, so lange der Strom besteht, am Magneten; sowie er zur Untersuchung abgenommen wird, zerbröckelt er ganz und gar: hieraus folgt, dass es unmöglich gewesen, ihn mit mechanisch wirkenden Instrumenten, wie Löffel, Haken und Pincette, vollständig zu entfernen. Die Eisen-Natur der Bröckel wurde zum Ueberfluss noch chemisch festgestellt. Am 2. Februar 1890 vollkommen reizlose Heilung mit glatter Wunde. In dem Colobom ist jetzt ein grosses, vollkommen durchsichtiges Loch, nach aussen-unten davon der Rand der geschrumpften Linsenreste sehr deutlich sichtbar. Am 19. März 1890 wird mit + $3^3/_4''$ sph. ⌒ + 30″ cyl., Achse 30° nach innen geneigt, Sn L in 15′ gelesen. Erhebliche Verbesserung der Sehkraft. 7. I. 1891, mit +11 D, Sn X L in 15′; mit +18 D, Sn $1^1/_2$ in 6″. Nur einen einigermassen ähnlichen Fall, der nach dem meinigen veröffentlicht worden, vermochte ich in der Literatur aufzufinden.

20. Eisensplitter in der Iris.

A. mit Iris-Ausschneidung.

F. 1. (XXXIII). Der 29jährige Schmiedemeister S. hämmerte am Mittag des 28. Februar 1882 Eisen auf Eisen, als er plötzlich einen Schmerz im rechten Auge verspürte. Trotzdem arbeitete er weiter, legte aber des Abends rohes Rindfleisch auf das Auge. Am folgenden Tage empfand er Hitze darin; am dritten Tage, also am 2. März, kam er Mittags in meine Sprechstunde. Die Sehkraft des verletzten Auges war auf $^1/_{20}$ herabgesetzt, die Augapfel-Bindehaut lebhaft geröthet, in der Hornhaut, etwas oberhalb ihrer Mitte, eine kaum $1^1/_2$ mm hohe Narbe von der für das Eindringen eines Fremdkörpers charakteristischen Beschaffenheit sichtbar; die Iris entzündlich gewuchert, am Boden der Vorder-Kammer ein kleines Eiterflöckchen. Gerade oberhalb des inneren-oberen Quadranten vom Pupillen-Rand stak in der Iris ein mindestens 5 mm langer schmaler Eisensplitter, dessen unterer freier Rand deutlich metallisch schimmerte, während die ganze Gegend der Iris, in welche er eingepflanzt zu sein schien, von einer eitrigen Schicht bedeckt war. Die Linse zeigte keinerlei Trübung.

Höchst merkwürdig war die Flugrichtung des Fremdkörpers,

welcher mit seiner Schmalseite die Hornhaut durchbohrt und, sowie er die Iris erreichte, sich quergelegt hatte, während doch seine Länge beträchtlich grösser schien, als die Tiefe der Vorder-Kammer.

Keinerlei Vorstellungen fruchteten, den Verletzten sofort in der Anstalt zu behalten. Er hatte noch nothwendige Geschäfte. Ich legte einen einfachen Verband auf das Auge. Von der Einträufelung eines die Pupillen-Grösse beeinflussenden Mittels glaubte ich absehen zu müssen. Atropin würde die Pupille erweitert, und den in so glücklicher Stellung haftenden Fremdkörper in innigere Berührung mit der Linsenkapsel gebracht haben, so dass entweder gleich oder bei der späteren Operation Verletzung der Kapsel, d. h. Star-Bildung zu befürchten stand. Eserin hingegen würde die Entzündung der Iris gesteigert haben.

Pünktlich, seinem Versprechen gemäss, trat der Kranke am Abend des nämlichen Tages in die Anstalt ein. Die Entzündung hatte zugenommen, um Mitternacht fand ich den Augapfel sehr schmerzhaft

Am Morgen des folgenden Tages, am 3. März, also ungefähr 70 Stunden nach der Verletzung, schritt ich zur Operation, die ich ohne Betäubung ausführte. Die Entzündung, die Trübung des Kammerwassers und die Lockerung der Iris hatten noch zugenommen, Hypopyon wie zuvor; der Fremdkörper lag an der alten Stelle, von einer gelben Eiterschicht ziemlich eingehüllt; die Augapfel-Bindehaut war stark geröthet und mässig gewulstet.

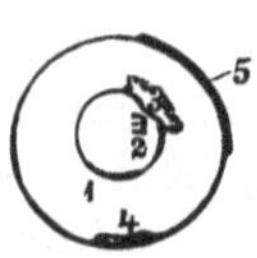

Fig. 27.

Rechtes Auge.
1 Pupillen-Rand,
2 Durchbohrungs-Narbe der Hornhaut,
3 Fremdkörper,
4 Hypopyon,
5 Hornhaut-Schnitt.

Ich fasste dieselbe, nach Einlegung eines Sperrers, gegenüber der Mitte des Fremdkörpers, also aussen-unten am Hornhaut-Rande, legte mit dem Schmalmesser genau am Rande des oberen-inneren Quadranten der Hornhaut einen Schnitt (von etwa 8 mm Länge) an, und führte den Electro-Magneten ein, welcher beim ersten Versuch sofort den Fremdkörper fasste und zur Wunde herausbeförderte. Pincette und Sperrer wurden entfernt, ein kleines Stückchen Iris, welches in der Mitte der Wunde lag, ausgeschnitten, und Verband angelegt. Die Heilung erfolgte reizlos. Das Auge liest feinste Schrift. Die Linse blieb dauernd trübungsfrei, auch bei länger fortgesetzter Beobachtung. Der Splitter ist 5 mm lang, über 1 mm breit, wenig dick, er wiegt 15 mg.

In theoretischer Hinsicht ist noch interessant, dass die Eiterbildung ohne weiteres nach der Splitter-Ausziehung aufhörte.

Nach nahezu siebzehn Jahren kam S. wieder, um eine Lese-Brille sich zu holen. Er hatte niemals Beschwerden am Auge verspürt. R + 1,5 D. S = $^5/_{10}$, mit + 2 D. Sn $1^1/_2$ in 8—10″, G. F. n., O. n. Ein sammetartiger zarter Pigment-Anflug sitzt auf der Linsen-Kapsel im Bereich des Iris-Ausschnitts.

F. 2. (XXXIV). Stud. S. hatte am 8. Nov. 1888 auf dem Fechtboden zugeschaut, als ihm „ein Funke“ in's Auge sprang. Am 9. Nov. 1888 gegen Abend kommt er mit geröthetem, entzündetem Auge, das Sn 2 allerdings noch, wiewohl langsam, zu lesen vermag. Eine kleine, linienförmige Narbe sitzt in der Hornhaut vor dem Nasen-Rande der Pupille und nasenwärts von der Narbe ein senkrechter, $3^1/_2$ mm langer Eiterstreif in der Iris, welcher den Fremdkörper birgt. Iris gequollen. Sofort (bei künstlicher Beleuchtung), unter Cocaïn, Lanzen-Schnitt und Magnet-Einführung. Der Fremdkörper kommt sofort, er wiegt 10 mg. Der Plan, eine runde Pupille zu erhalten, wird durch gewaltsames Pressen des Kranken vereitelt. Es muss ein Stückchen Iris ausgeschnitten werden. Reizlose Heilung. Mit Concav- und Cylinder-Glas Sn XXX in 15 Fuss.

B. Mit runder Pupille geheilt.

F. 3. (XXXV). F. P., 28 Jahre alt, kommt 21. II. 1886, Tags nachdem er beim Schlagen mit Hammer auf Hammer sein linkes Auge verletzt. Kleine verharschte Wunde der Hornhaut, nach oben und ein wenig schläfenwärts von ihrer Mitte. Ein kleiner Eisensplitter liegt auf der Iris, nahe dem Pupillar-Rand, wie es scheint, in eine Luftblase eingeschlossen. Sublimat-Spülung. Eserin und Cocaïn werden abwechselnd eingeträufelt. Schnitt am Hornhaut-Rand nach aussen-oben mit magnetisirter Lanze. Dieselbe scheint auf den Fremdkörper zu wirken, vermag ihn aber nicht auszuziehen. Das kleine Ansatzstück meines Magneten holt sofort aus der Vorder-Kammer den Eisensplitter, welcher $1^1/_2$ mm lang, $1^1/_2$ mm breit und dünn ist, 9 mg wiegt. Es ist ganz unnöthig, ein Stück der Regenbogen-Haut auszuschneiden. Abends bildet die Pupille einen horizontalen Spalt. Am 23. Febr. 1886 ist sie rund und bleibt so.

Am 1. März 1886 ist das verletzte Auge bei gewöhnlicher Betrachtung und bei der Sehprüfung von dem gesunden nicht zu unterscheiden. Volle Sehkraft.

F. 4. (XXXVI). M. B., 21 Jahre alt, kommt am 4. Juni 1887, Tags nach der Verletzung des linken Auges. Kleine verharschte Wunde der Hornhaut, oberhalb des oberen Pupillen-Randes sitzt ein kleiner Eisensplitter auf der Iris. Die letztere ist verfärbt, der Augapfel geröthet. Sublimat-Spülung; Eserin und Cocaïn werden abwechselnd eingeträufelt. Lanzenschnitt. Der Magnet holt sofort den Fremdkörper, welcher 4 mg wiegt. Reizlose Heilung mit runder Pupille und voller Sehkraft. Das Auge ist dem gesunden völlig gleich und bleibt so. Nur mit der Lupe vermag man eine zarte Narbe des Iris-Reliefs zu entdecken. (14. Decbr. 1887).[1]

F. 5. (XXXVII). Der 15jähr. P. R. wurde 27. IV. 95. aufgenommen, Tags nach Verletzung, mit hirsekorngrossem Herd auf dem Sphinkter der linken Iris. Liest feinste Schrift, reizlos. Atropin, Verband, Bettlage. 2. V. 95 plötzlich heftige Entzündung (T—1), Röthung, Schmerz. Lanzenschnitt. Der kleine Magnet zieht den Splitter sofort und sichtbar, aber nicht hörbar. Der Splitter wiegt nur 0,15 mg: das ist der kleinste gewogene aus dem Augen-Innern. Reizlose Heilung, S = 1.

Anmerkung. Bei solchen Operationen in der Vorder-Kammer kann man ja den Magneten eher entbehren, als wenn man aus der dunklen Tiefe des Glaskörpers einen Eisensplitter herauszuholen hat. Aber jedes andre Instrument (Pincette, Löffel, Haken), welches im vorliegenden Fall den Fremdkörper herauszubefördern hatte, konnte leicht neben dem Zug nach aussen noch eine Druckwirkung nach hinten ausüben und also eine Sprengung der so zarten Linsen-Kapsel bewirken. In zwei ähnlichen Fällen (von Rothmund 1873 und M'c Hardy 1877) wurde mit Hülfe eines Riesen-Magneten der Splitter von der Linsen-Kapsel entfernt, so dass er auf den Boden der Vorder-Kammer fiel und von hier leicht entbunden werden konnte. Aber in beiden Fällen trat nachträglich doch Linsen-Trübung ein.

Gerade die in der Iris haftenden Eisensplitter, namentlich die kleineren, können recht oft ohne Anwendung des Magneten durch Ausschneidung der betreffenden Irisfalte, mitunter sogar ohne diese, zufallsfrei und ohne Star-Bildung ausgezogen werden. Ich selber habe vor der Magnet-Zeit diese Operation 6 Mal ausgeführt.

[1] Am 22. August 1890, Nachmittags, hatte ich noch zwei Fälle dieser Art mit demselben vollen Erfolg.

Ist durch das Eindringen des Eisensplitters in die Regenbogen-Haut von vorn herein bereits Linsen-Trübung erfolgt, so kommt nach der Ausziehung des Splitters die Versorgung des Verletzung-Stars in Betracht.

F. 6. (XXXVIII.) Der 24j. Schlosser C. S. kommt 12. XII. 1896, 2 Stunden nachdem er beim Scheiben-Stanzen sein rechtes Auge verletzt. Verharschte Hornhaut-Wunde von 3 mm Länge in der Mitte des wagerechten Durchmessers. Der Splitter liegt auf der Iris schräg von innen-oben nach aussen-unten. Die Linse ist schon leicht getrübt.

Unser grosser Magnet fördert den Splitter nicht, auch nicht nachdem man die Wunde mit dem neusilbernen Spatel leicht eröffnet hat. Der Verletzte wird gelagert, der kleine Magnet mit der mittleren gebogenen Nadel, welche 200 g trägt, soeben zwischen die Wund-Lefzen gehalten; und sofort der Splitter auf das leichteste geholt. ($4 \times 1/2$ mm, 4 mg.)

Reizlose Heilung. 19. XII. Drucksteigerung, die nach Fortlassen des Atropin zurückgeht. 7. I. 97 stärkere Drucksteigerung. Deshalb, unter Cocaïn, Lanzen-Ausziehung des Wund-Stars mit runder Pupille. $+ 8$ D, $S = 5/10$. Optisch gut.

F. 7. (XXXIX.) R. P., 22 Jahre alt, hatte am 14. April 1885, Nachm. $6^3/_4$ Uhr, beim Stahlmeisseln sein linkes Auge verletzt und kam eine Viertelstunde später. Kleine senkrechte Wunde der Hornhaut-Mitte (1,5 mm), Linsen-Trübung; ein kleiner Eisensplitter liegt wagerecht unten auf der Regenbogen-Haut, bezw. in derselben. Am folgenden Tage Hornhaut-Schnitt und Einführung des Magneten. Der Splitter kommt sofort, ist 3 mm lang, kaum $1/2$ mm breit. Die Linse löste sich auf. Am 11. Juli 1885 wird mit $+ 4''$ Sn XX in 15' erkannt. Pupille rund und regelmässig.

21. Eisensplitter in der Vorder-Kammer.

F. 1. (XL.) Die 19jährige L. T.[1] hatte vor zwölf Tagen, als sie mit eiserner Hacke auf fest zusammengefrorene Landstrassen-Steine schlug, einen Schmerz im linken Auge verspürt, zwei Tage später zum Arzt sich begeben und die Verordnung von Umschlägen und Blutegeln erhalten.

Das verletzte linke Auge hat, am 5. März 1886, $S = 1/10$ und

[1] Die einzige Frau unter meinen Fällen. Das einzige Kind s. F. XXII.

zeigt das Bild einer Regenbogenhaut-Entzündung: Röthung um die Hornhaut, hintere Verwachsungen der mittelweiten Pupille, Eiter am Boden der Vorder-Kammer. Ein Fremdkörper steckt unterhalb des wagerechten Durchmessers und vor der Schläfenhälfte der Regenbogen-Haut in der Vorder-Kammer; seine schwärzliche Vorderspitze ragt noch bis in die hinteren Schichten der Hornhaut hinein; sein hinteres Ende sitzt fest in der Regenbogen-Haut. Eine eitrige Hülle umgiebt ihn. Die Linse ist klar, der Augengrund verschleiert. Nach den sonstigen Erfahrungen ist der Fremdkörper ein Eisensplitter.[1] Sublimat-Spülung, Eserin-, Cocaïn-Einträuflung zur Vorbereitung. Hierauf wird am unteren Hornhaut-Rand ein Lanzenschnitt von 5 mm Länge verrichtet, das $2^1/_2$ mm dicke Ende des kleinen Magneten eingeführt und sofort der Eisensplitter geholt. Der letztere ist $1^1/_2$ mm lang, dabei ziemlich schmal und dünn.

Nach wenigen Tagen ist das Auge reizlos, die Verwachsungen zerrissen, die Pupille rund und klar; die Linse durchsichtig, die Sehkraft fast so gut wie auf dem gesunden Auge. (Sn XXX in 15 Fuss.)

F. 2. (XLI.) Am 23. Octbr. 1879 kam der 33jährige Steinmetz R., dessen linkes Auge schon vor Jahren schwer verletzt und erblindet, dazu noch vor 20 Stunden von einer frischen Verletzung betroffen war. Ganz am Boden der Vorder-Kammer lag ein ziemlich grosser Eisensplitter; alte Linsen-Trübung und Narbe der Lederhaut; frische Entzündung. Schnitt am Hornhaut-Rand. Sofort danach war der Fremdkörper in die Tiefe versunken. Augenblicklich wird der Magnet eingeführt und holt den Splitter von mehr als 20 mg Gewicht. Reizlose Heilung. $S = \frac{1}{\infty}$, wie zuvor.

22. Eisensplitter aus der Vorderkammer-Bucht geholt.

F. 1. (XLII.) Der 55jährige H. aus S. kam am 6. Dec. 1883 wegen wiederkehrender Entzündung des linken Auges, das nur Finger auf 2 Fuss zählen konnte. Kleine Durchbohrungs-Narbe der Hornhaut, vordere Verwachsung, unvollständige Linsen-Trübung. Eisensplitter am Boden der Vorder-Kammer. Derselbe stak zweiunddreissig Jahre im Auge, denn zu dieser Zeit hatte der Kranke als Schlosser sein Auge verletzt. Beim Versuch der Ausziehung sank der Splitter in den Glaskörper, wurde aber sogleich durch den

[1] Vgl. oben S. 17.

Magneten geholt. ($10^1/_2$ mg Gewicht.) Später Ausziehung der Linse. Mit + 4 Zoll Finger auf 4 Fuss. Der Kranke reiste zu früh in seine Heimath; doch war weitere Besserung der Sehkraft zu erhoffen.

F. 2. (XLIII.) R. F., 34 Jahre alt, vom Vulcan, hatte am 7. Mai 1890 beim Hämmern eines Drahtseiles sein rechtes Auge verletzt. Ein Eisensplitter im Augen-Innern wurde vom Arzt beobachtet, aber nicht ausgezogen, sondern am 29. Mai 1890 der Kranke mir übersendet. Das Auge ist stark gereizt. Ganz in der Peripherie der Kammerbucht nach oben sitzt ein kleiner Eisensplitter, mit seinem vorderen Ende noch soeben hinter dem Rande der Hornhaut (hinter neugebildeten Blutgefässen) sichtbar; mit dem hinteren Ende steckt er in der Regenbogen-Haut. Am 30. Mai 1890: Unter Cocaïn wird ein kleiner Lappen Hornhaut-Substanz vor dem Splitter mit flach gehaltener Lanze abgetragen, das Blut abgetupft und das kräftigste Magnet-Ende aufgesetzt. Binnen wenigen Secunden ist der Splitter ausgezogen, wobei das Kammer-Wasser abfliesst. Reizlose Heilung mit voller Sehkraft. Eine fadenförmige, natürlich ganz kurze Verwachsung zwischen Iris- und Hornhaut-Peripherie ist zurückgeblieben. Der Splitter ist ein kurzes Stückchen Stahldraht, Gewicht 5 mg.

F. 3. (XLIV.) Der 17jährige Schlosserlehrling R. von auswärts kommt am 18. Oct. 1884, Abends, wegen einer schon seit drei Wochen bestehenden Entzündung, die er durch eine Verletzung, Hämmern von Stahl auf Stahl, erlitten. Sehkraft befriedigend, O. n. Tiefe Röthung um die Hornhaut. Am Schläfenrand der letzteren, im wagerechten Meridian, ist ein kurzer weissgelber Streifen sichtbar Im Gewebe der Lederhaut sitzt ein schwarzer Splitter, der mit seiner Spitze in die Kammer-Bucht hineinragt und wohl die Iris berührt. Am 19. October 1884 wird unter Chloroform mit schmalster Lanze ein schmaler Lappen des Lederhaut-Gewebes (an der Hornhaut-Grenze) losgelöst und mit der Scheere abgetragen, das Blut abgetupft, worauf man das schwarze Ende des Splitters in der blutenden Vertiefung vorliegen sieht. Magnet-Ausziehung. Reizlose Heilung mit voller Sehkraft. Der Splitter ist 2 mm lang, 0,5 mm breit und wiegt 4,5 mg.

F. 4. (XLV.) Der 15jährige M. K. kam am 1. Sept. 1890, acht Tage nach Verletzung des linken Auges. $S = {}^1/_2$, Röthung und Schmerz. Gerade nach der Schläfe zu ist unter dem Hornhaut-Rand ein kleiner, etwas glänzender Splitter zu erblicken, in der

Grösse von etwa 1 mm, aber offenbar weiter nach hinten sich fortsetzend und eingekeilt zwischen Lederhaut und Strahlen-Körper.

2. IX. 1890: Eserin-Einträuflung. Durch äusseres Aufsetzen unsres Magneten gelingt es nicht, den Splitter aus der Einkeilung hervorzulocken. Hierauf wird Cocaïn eingeträufelt, ein senkrechter Lanzenschnitt zwischen Pupillen- und Hornhaut-Rand durch die Hornhaut angelegt, die Spitze der Lanze gegen den Fremdkörper geführt, um das Hineingleiten des Magneten zu erleichtern. Folglich ist der Schnitt nicht sehr gross und wird sofort mit gebogenem, vorn abgerundetem Messerchen erweitert. Der eingeführte kleine Magnet holt sofort, aber, wie man merkt, mit Ueberwindung eines gewissen Widerstandes, den Splitter heraus. Derselbe ist grösser, als man geglaubt, $3 \times 1 \times {}^1/_2$ mm, und wiegt 8 mg.

Reizlose Heilung mit $S = {}^3/_4$, runder Pupille, klarer Linse.

Von einem ähnlichen Fall ward mir keine Kunde.

F. 4. (XLVI). Der 60jähr. Zimmermann L. K. war in einer andren Anstalt von einem ausgezeichneten Fachgenossen vor 3 Jahren am Star des linken Auges operirt und nachoperirt worden. Das Auge hatte eine mässige Sehkraft erlangt (Finger auf 8 Fuss mit + 4″) und litt an wiederkehrenden, heftigen Entzündungen. Als Ursache der letzteren entdeckte ich sofort, bei der ersten Untersuchung, mit der Lupe einen kleinen, stark verrosteten Eisensplitter, der am unteren Hornhaut-Scheitel fest in die Kammerbucht eingekeilt und von dem (eine Iridektomie-Spalte verschliessenden) Bindegewebe theilweise umwachsen war. Das Sideroskop zeigte deutliche Ablenkung, sowie man den Hornhaut-Scheitel anlegte. Merkwürdiger Weise war hier die Verrostung des Augapfels ausgeblieben, obwohl der Splitter wahrscheinlich schon 14 Jahre im Augen-Innern gesessen hatte. Sowie durch Einträuflung von Cocaïn mit Atropin und durch laue Umschläge der Reizzustand verringert war, schritt ich zur Operation, unter Cocaïn.

Etwa 2 mm oberhalb des Fremdkörpers wurde mit dem schmalen Star-Messer ein Schnitt von 6 mm Länge durch die Hornhaut angelegt, und die geriefte Kapsel-Pincette, die ich vorher durch Streichen magnetisirt hatte, eingeführt, der Splitter gepackt, durch seitliche Bewegungen (wie bei der Ausziehung eines Backzahns, nur zarter,) gelockert und dann sofort herausgezogen. Die Operation verlief ganz rasch und glatt. Aber ein Magnet von solcher Stärke, dass er an einem passenden Anker den ganzen Mann getragen hätte, würde diesen fest umwachsenen Fremdkörper nicht geholt haben. Der letztere ist stark verrostet, wird draussen noch vom Magneten angezogen, wiewohl nicht so lebhaft, ist 2 mm lang, $1^1/_2$ mm breit und wiegt 7 mg. Die Heilung ist ganz reizlos erfolgt, die Sehkraft verbessert.

23. Eisensplitter in der Hornhaut.

F. 1. (XLVII). Der 26jährige Arbeiter C. A., dem neun Tage zuvor beim Hämmern auf Stahl das linke Auge verletzt worden, gelangte am 29. December 1882 zur Operation. Das Auge war vollkommen sehkräftig und nur mässig gereizt. In der unteren Hälfte der Hornhaut, unterhalb des Pupillen-Randes und mehr nasenwärts, sass ein über 2 mm langer schwarzer Eisensplitter so im Hornhautgewebe, dass sein vorderes Ende *a* mit keinem Werkzeug gefasst werden konnte, während das hintere Ende bis an die Hinterfläche der Hornhaut oder eben bis in die Vorder-Kammer hineinragte.

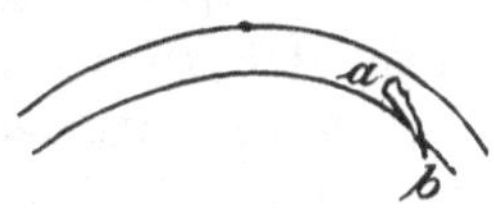

Fig. 28.
a Vorderes, *b* hinteres Ende des Fremdkörpers.

Ich trug, nach Einlegen des Sperrers und Anlegen der Pincette, mit einer kleinen Lanze die vor *a* liegende Hornhautschicht ab, legte das Magnet-Ende an und holte augenblicklich den Fremdkörper. Derselbe wog nur 1,3 mg; hatte 2,3 mm Länge, 1,5 mm Breite und eine sehr geringe Dicke, war schwarz von Farbe und ohne Rost. Die Heilung erfolgte schnell. Eine schlauchförmige Trübung blieb in der Hornhaut an der Stelle des Fremdkörpers und reichte mit ihrer Spitze jedenfalls bis zur Innenfläche der Hornhaut.

F. 2. (XLVIII). Am 2. Februar 1884 kam der 17jährige Bruder des eben genannten, W. A. Im Gewebe der linken Hornhaut sitzt ein Eisensplitter von dreikantig-prismatischer Gestalt. Mit einer sehr grossen Fremdkörpernadel wird das oberflächliche Hornhautgewebe abgetragen, der Magnet angelegt und mit einem hörbaren, leisen „Tick“ der Fremdkörper (von $3^1/_2$ mg Gewicht, und fast 3 mm Länge bei geringer Breite und Dicke) an- und ausgezogen; hierauf die zurückgebliebenen Rost-Theilchen entfernt. Reizlose Heilung.

F. 3. (XLIX). Ein 24jähriger Steinmetz kam am 17. Juni 1883 mit einem im Hornhautgewebe vergrabenen Eisensplitter. Abtragung einer Hornhautschicht vor demselben und Magnet-Ausziehung. (1,5 mg.)

Leichte Reizung für eine Woche durch zurückgebliebenen Rost. Vollkommene Heilung.

F. 4. (L). Herr L., 30 Jahre alt, kam am 28. Juli 1883, Nachm., nachdem sein Arzt 25 Mal vergeblich die Ausziehung eines Eisensplitters versucht hatte. Der letztere, dreikantig-prismatisch, sass ziemlich senkrecht von vorn nach hinten im Gewebe der Hornhaut vergraben und ragte in die Vorder-Kammer hinein. Sofort wird, ohne Betäubung, der Sperrer eingelegt; der Augapfel mit einer Pincette gehalten und vor dem Fremdkörper mit der Lanze die Hornhaut-Schichten abgetragen und mittelst des Magneten der Fremdkörper ausgezogen. (3 mg.) Schon Tags darauf verliess der Verletzte die Anstalt mit reizfreiem Auge.

F. 5. (LI). Der 17jährige Schlosserlehrling R. von auswärts kommt den 18. October 1884, Abends, wegen einer schon seit drei Wochen bestehenden Entzündung des rechten Auges, die er durch eine Verletzung, beim Hämmern von Stahl auf Stahl, sich zugezogen.

S befriedigend. On. Tiefe Röthung um die Hornhaut, jedoch weder stärkere Regenbogenhaut-Entzündung, noch erhebliche Herd-Erkrankung in der Hornhaut. Nur ganz am Schläfen-Rande der letzteren, im wagerechten Meridian, ist ein kurzer, weissgelber Streifen sichtbar. Richtet man die Spitze des Lichtkegels der seitlichen Beleuchtung dicht daneben, so entdeckt man im Gewebe des Randtheiles der Lederhaut einen schwarzen Eisensplitter, der vielleicht mit seiner Spitze in die Kammerbucht hineinragt und die Regenbogenhaut oder den Strahlenkörper berührt. (Vgl. Fig. 29.)

Am 19. October 1884 wird unter Chloroform-Betäubung mit schmalster Lanze ein schmaler Lappen des Grenzgewebes losgelöst und mit der Scheere abgetragen, das Blut sorgsam abgetupft, worauf man die schwarze Spitze des Fremdkörpers in der blutenden Vertiefung vorliegen sieht. Das Ende des Magneten wird einige Male vergeblich aufgesetzt, hierauf der Zugang mittelst einer breiten Nadel noch weiter aufgeschlitzt und dann der Fremdkörper langsam mit dem Magneten geholt, ohne dass Kammerwasser abfloss. Sublimat-Waschung, Verband. Reizlose Heilung. Entlassung nach 3 Tagen. Der Fremdkörper ist sehr fein fast 2 mm lang, 0,5 mm breit und wiegt 4,5 mg.

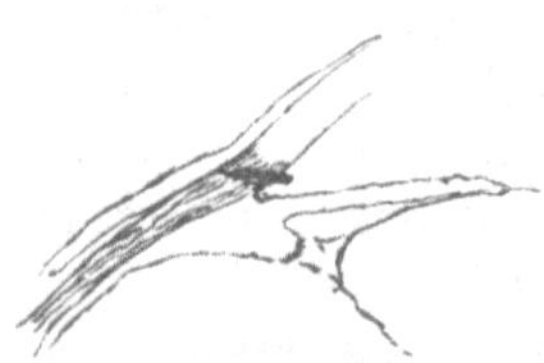

Fig. 29.

F. 6. (LII). Der 21jährige Schlosser K. war am 29. October 1884 mit der Herstellung eines Feuerlochs in einem Dampfschiff-

Kessel beschäftigt, als er einen heftigen Schmerz am linken Auge verspürte.

Zwei Stunden danach fand ich eine kleine blasenförmige Erhöhung in der Hornhaut-Mitte und ein schmales, schwarzes Metallsplitterchen, welches daselbst die Hornhaut-Dicke senkrecht durchsetzte, aber aussen nicht vorragte. On.

Am 30. October 1884 wird ohne Betäubung, nach Cocaïn-Einträuflung, der Sperrer eingelegt, der Augapfel gefasst, eine oberflächliche Lage von Hornhaut-Gewebe mit der flach aufgesetzten Lanze abgespalten und sofort das Magnet-Ende senkrecht angelegt. Herausbefördert wird ohne Kammerwasser-Abfluss ein haarfeiner, 1,5 mm langer, schwarzer Eisensplitter, der nachher bei den Berge-Versuchen zerbricht, so dass ich auf Wägung Verzicht leiste. Reizlose Heilung.

Es ist klar, dass ein solcher Splitter mit einem mechanisch wirkenden Zänglein nicht entfernt werden kann.

F. 7. (LIII). Der 43jähre P. S. kommt am 25. August 1896, 1 Uhr Nachmittags, nachdem er um 10 Uhr Vormittags beim Eisenmeisseln sein rechtes Auge verletzt. Ungefähr 0,75 cm von der Mitte des oberen Lidrandes ist eine kleine durchbohrende Wunde des Lides sichtbar. Also ist der Splitter mit grosser Gewalt gegen das Auge gedrungen, ein Theil seiner lebendigen Kraft aber bei der Durchbohrung des Lides vernichtet. Oben, genau im Hornhaut-Saum, sitzt ein kleiner Eisensplitter, der nach aussen nicht mehr hervor-, aber nach innen in die Vorder-Kammer mit einer Kante hinein-ragt. Der Wundkanal verläuft schräg, so dass der Splitter vorn von Gewebe bedeckt ist.

Iris und Vorder-Kammer normal, Sehkraft gut. Das Auge wird mit der entsprechenden Stelle fünfmal an den grossen Magneten, bis zur Berührung herangebracht. Beim zweiten Mal regt sich der Splitter, beim dritten und vierten Mal beginnt er deutlich sich herauszuwölben, beim fünften Mal haftet er am Magneten.

Der Kranke fühlt nichts, Kammer-Wasser fliesst nicht ab. Reizlose Heilung. Sehkraft und Aussehen des Auges vollkommen.

Der Splitter ist 2 mm lang, 1,5 mm breit, flach, mit scharfen Kanten, 3 mg schwer.

Die Wirkung des grossen Magneten war sehr befriedigend. Wer nur den kleinen Magneten zur Verfügung hätte, müsste eine Schicht Hornhaut-Gewebe vorsichtig abtragen.

F. 8. (LIV). Der 29jährige B. S. kam am 8. Juni 1896, nachdem er zwei Tage zuvor bei der Arbeit vom Nachbar her auf 1 m

Entfernung eine Verletzung des rechten Auges erlitten. In den tiefen Schichten der Hornhaut, hart am Nasen-Rand des wagerechten Meridians, sitzt ein kleiner Splitter. Abtragung der Vorderschicht mit der Lanze, unter Cocaïn; der stärkere Ansatz des kleinen Magneten holt sofort den Splitter, ohne Abfluss des Kammer-Wassers. Der Splitter ist unwägbar. Am dritten Tage wurde der Verletzte, vollkommen geheilt, entlassen.

F. 9. (LV). Der 35jährige H. D. kam am 6. Januar 1896, Nachmittags 4 Uhr, nachdem er beim Nieten sein linkes Auge verletzt. Das Auge ist mässig gereizt. In der Mitte der Hornhaut sitzt, aussen nicht hervor-, wohl aber in die Vorder-Kammer hinein-ragend, ein 2 mm langer, äusserst feiner Eisensplitter. Nach Abtragen der oberen Hornhaut-Schicht wird der Splitter mit dem kleinen Magnet beweglich gemacht und mit der magnetisirten Irispincette herausgezogen. Reizlose Heilung, natürlich vollkommene Sehkraft.

24. Splitter in der Lederhaut.

F. 1. (LVI). W. T., 42 Jahre alt, kommt am 14. April 1887, nachdem er beim Schmieden das rechte Auge verletzt. Grosser Bluterguss unter die Augapfel-Bindehaut, Eisensplitter darin nicht zu sehen, auch mit dem Spiegel im Augen-Inneren nicht nachzuweisen. Verband. Am 16. April 1887: Nach mässiger Aufsaugung des Blutergusses wird ein schwarzer Punkt unter der Bindehaut sichtbar, welcher zu einem senkrecht oder schräg in die Tiefe gehenden Eisensplitter gehört. Die Bindehaut wird gelüftet. Beim ersten Anhalten des Magneten folgt der kleine Splitter, welcher unter der Binde- und in den oberen Schichten der Lederhaut gesessen. Reizlose Heilung. Normale Sehkraft.

F. 2. (LVII). H. S., 24 Jahre alt, von auswärts, kommt am 7. Mai 1889, nachdem ihm beim Nieten ein Stück Eisen gegen das linke Auge geflogen. In der Strahlenkörper-Gegend ist eine Wunde, 4—5 mm lang, wagerecht, vom Hornhaut-Rand ausgehend, mit einem kleinen, in der Lederhaut steckenden Fremdkörper. S. befriedigend. O. n. bis auf eine kleine Netzhaut-Blutung ganz in der Peripherie, nasenwärts, etwa 1 mm lang. Am 17. Juni: Der nasale Theil der Wunde ist jetzt blasig hervorragend, das Auge etwas geröthet, unter der Bindehaut sieht man jetzt wieder deutlicher einen $1^1/_2$ mm langen, schwarzen Fremdkörper, mit rechtwinkliger Ecke. Die Bindehaut darüber wird gespalten, der Magnet holt sofort das Eisenstück $2 \times 2 \times 1$ mm). Reizlose Heilung mit voller Sehkraft.

F. 3. (LVIII). Der 16jährige R. F. kommt am 11. September 1896 mit einem Splitter, der in der Lederhaut des rechten Auges schläfenwärts haftet. Der Riesen-Magnet holt ihn sofort. Der Splitter ist 2,25 mm lang, 1 mm breit, 11 mg schwer.

25. A) Splitter in und unter der Augapfel-Bindehaut.

F. 1. (LIX.) P. E., 24 Jahre alt, kommt am 9. April 1887, sieben Stunden, nachdem ihm beim Hämmern ein Stahlsplitter in's rechte Auge geflogen. Nasenwärts von der Hornhaut liegt derselbe in einem rothen Wulst der Bindehaut und folgt sofort dem angesetzten Magneten. Reizlose Heilung. (Die Operation wurde von meinem damaligen Assistenten, Herrn Dr. Ancke, vorgenommen.)

F. 2. (LX.) O. N., Stahl-Graveur, kommt am Tage der Verletzung, den 30. Nov. 1886. Schläfenwärts vom Hornhaut-Rand sitzt der schwarze Splitter unter der Bindehaut. Letztere wird gespalten und das Eisen mit dem grossen Endstück des kleinen Magneten sofort geholt. Reizlose Heilung. Gewicht 8 mg.

F. 3. (LXI.) M. G., 32 Jahre alt, kommt am 29. Nov. 1887, nachdem er früh beim Hämmern sein rechtes Auge verletzt. Ein schwarzer Splitter sitzt unter der Augapfel-Bindehaut in einiger Entfernung von der Hornhaut. Die Bindehaut wird mit der Scheere gespalten und der Splitter sofort mit dem Magneten ausgezogen.

F. 4. (LXII.) Der 15jährige E. K. kam 23. V. 1896, Nachmittags, nachdem er am Vormittag desselben Tages beim Stahl-Hauen sein rechtes Auge verletzt. Dasselbe besitzt gute Sehkraft und Spannung. Die Augapfel-Bindehaut ist in breiter Zone fast rings um die Hornhaut durch Blutung emporgehoben. In dieser Zone ist nach aussen-oben, vom Hornhaut-Rand etwa 6—8 mm entfernt, eine kleine durchbohrende Wunde der Bindehaut von $1^1/_2$ mm Länge sichtbar. Der Fremdkörper ist mit grosser Gewalt eingedrungen, denn er hat das Oberlid nahe dem Schläfen-Winkel glatt durchschlagen. Es erhebt sich nun die wichtige Frage, ob der Splitter im Innern des Auges liegt oder draussen in der Lederhaut haftet. Mit dem Augenspiegel ist keine Spur eines Fremdkörpers sichtbar. Aber das Sideroskop giebt maximalen Ausschlag, sowie die Gegend der Bindehaut-Wunde angelegt wird. Sofort wird unter Cocaïn die Bindehaut vorsichtig eingeschnitten; dicht bei der Einschlags-Wunde liegt zwischen Binde- und Lederhaut eine schwärzliche Masse, die mit einer Pincette gefasst und mit der Scheere frei gemacht wird. Es ist ein Stahlsplitter von etwa $1^1/_2$ mm Länge und Breite und von $4^1/_2$ mg Gewicht. Die Bindehaut-Wunde wird durch 2 Seiden-Nähte geschlossen. Reizlose Heilung.

Wäre der Splitter bis in's Innere des Auges vorgedrungen, so hätte er die Sehkraft zerstören können. Aber bei der vollkommenen Sehkraft und dem negativen Augenspiegel-Befund hätte man in solch' einem Falle nicht sofort einen Eingriff gewagt, wenn nicht das Sideroskop so unzweideutig die Anwesenheit von Eisen nachgewiesen hätte.

B) Unwirksamer Magnet-Versuch an der Oberfläche und in der Umgebung des Auges.

F. 1. (LXIII.) W. S., 28 Jahre alt. Vor sieben Wochen flog beim Hämmern ein Stückchen kaltes Eisen in das rechte Unterlid und heilte ohne Schmerzen ein. Nur bei stärkerem Druck ist die Stelle schmerzhaft. Am 16. Juni 1886: Die Haut über dem sichtbaren Splitter wird eingeschnitten, der kleine Magnet (mit stärkstem Endstück) eingeführt; man hört den Ton, aber das Eisen folgt nicht, da es zu sehr umwachsen ist; es wird daher mit der Pincette gefasst und mit der Scheere herausgeschnitten. Reizlose Heilung.

F. 2. (LXIV.) R. G., 20 Jahre alt, am 5. Mai 1890 aufgenommen, mit einem Eisensplitter, der nasenwärts in der Lederhaut des linken Auges sitzt. Spaltung der Bindehaut und Anwendung des Magneten. Da der Splitter nicht kommt, wird er mit der Pincette gefasst und aus dem umhüllenden Gewebe mit der Scheere entfernt. Reizlose Heilung.

Schlusswort.

Somit habe ich für alle wichtigeren Fälle des Eindringens von Eisensplittern in das Auge Beispiele und Regeln der Ausziehung gegeben und schliesse mit einem Satze Suçruta's, desselben ältesten Schriftstellers auf unsrem Gebiet, mit dem ich auch unsre Erörterung begonnen hatte:

„Mit den erwähnten allgemeinen Vorschriften vermag der Einsichtsvolle die Behandlung nach den Umständen des besonderen Falles abzuändern.“

Literatur.

Abkürzungen: M. = Magnet, E.-M. = Electro-Magnet.

Erster Zeit-Abschnitt.

1. Suçruta, Ayur Veda. Vgl. S. 1. Erste chirurgische M.-Anwendung.

2. Fabricius aus Hilden (1656 n. Chr.). Vgl. S. 1. Erste augenärztliche M.-Anwendung.

3. J. B. Morgagni, de sedibus et causis morborum, Hebroduni 1779, I, p. 215 (Epist. XIII, §§ 21 & 22): Nisi autem (scoria) per se excidisset, magnetem rursus experiri in animo erat, firmato per aptum instrumentum oculo, ne moleste adeo cum scorio attraheretur. Vides, ut ex magneticae attractionis, sicuti vocant, in speciem inutili . . . quae inde existere utilitas interdum possit et ad diagnoscendam morbi causam et ad tollendam. Nihil enim dubii est, quin ejusmodi scoriae aut inter initia, quum fibrae nondum constrictae sunt, aut postea, quum laxantur, facile possint eximi magnetis ope, aut saltem ita demoveri, ut, nisi per se excidant, volsellis queant apprehendi. Neque haec in oculo tantum dico, sed in quacumque cui forte infixae fuerint parte.

Diagnostische Anwendung des M.

4 Dr. Meyer in Minden, Med. Zeitung — Verein für Heilkunde in Preussen, 1842, 11. (Himly, Kr. d. Auges, 1843, II, S. 95.) Erste Ausziehung eines Splitters aus dem Innern des Auges mit einem Riesen-M.

5. Dixon, Ophth. Hosp. Rep., Bd. I, 282, 1858.

6. White-Cooper, Lancet, 1859, I, 388. Splitter in der Iris, Hornhaut-Schnitt, M.-Ausziehung.

7. v. Rothmund hat 1873 durch einen Riesen-M. einen Splitter in der Vorder-Kammer von der Linse abgezogen, doch erfolgte später Star-Bildung. (Inaug.-Diss. von Hassenstein, München 1879.)

8. Aehnlich ist die Beobachtung von M'c Hardy, Brit. med. J. 1878, I, 532.

9. Mac Keown[1] war der erste, der mit dem M. in den Glaskörper einging. Brit. med. J. 1874, S. 800, u. 1878, S. 644. Dublin J. of med. Sciences 1876, I, 201—206.

---

[1] M'c Keown benutzte einen Stab-M. Den E.-M. habe ich eingeführt. (Vgl. S. 2.) — Aber in dem Grundriss d. Augenheilk. von Prof. Hosch (1897, (S. 292) steht immer noch: „mittelst des von M'c Keown in die Ophthalmologie eingeführten und von Hirschberg wesentlich verbesserten E.-M.“ Auf die geschichtlichen Irrthümer älterer Lehrbücher will ich nicht noch einmal zurückkommen.

Zweiter Zeit-Abschnitt.[1]

1879.

10. J. Hirschberg, Berl. Klin. W. 1879, S. 681; C.-Bl. f. A. 1879, S. 376. Erste gelungene Ausziehung eines Eisensplitters aus dem Glaskörper mittelst des meridionalen Lederhaut-Schnitts und Einführung des E.-M.[2]

1880.

11. Entfernung eines Eisensplitters aus dem Glaskörper-Raum mittelst Scleral-Schnittes und Anwendung des M., von Dr. G. F. Fraenkel in Chemnitz. C.-Bl. f. A. 1880, S 37.

12. Ein Fall vou Eisensplitter im Augen-Innern, von Dr. Vogler, Ass.-Arzt an Prof. Hirschberg's Augenheil-Anstalt. C.-Bl. f. A. 1880, S. 72.

13. Die Entfernung von Eisen- und Stahl-Stückchen aus dem Glaskörper mit Hilfe des M., von Dr. Grüning in New-York. Med. Record, 1. Mai 1880; C.-Bl. f. A. 1880, S. 204.

14. Oppenheim, The med. Record, New-York, 13. Nov. 1880.

15. Zwei Fälle von Extraction von Eisenstückchen aus dem Glaskörper, von Dr. H. Knapp in New-York. Arch. f. Augenheilk. v. Knapp u. Hirschberg, X, 1; C.-Bl. f. A. 1880, S. 423.

16. Wolfe, Brit. med. J., 14. Febr. 1880.

17. Der Nachweis und die Localisation von Stahl- und Eisenstückchen im Auge durch die Indicationen der M.-Nadel, von Dr. Th. R. Pooley in New-York. Arch. f. Augenheilk., X, 1; C.-Bl. f. A. 1880, S. 224.

18. Vossius, Kl. Monatsbl. 1880.

19. Entfernung eines Stahlsplitters aus dem Glaskörper-Raum durch einen E.-M. Heilung ohne Reaction. Von Dr. Burgl, Kgl. bayr. Assistenz-Arzt. Berl. Klin. W. 1880, Nr. 44; C.-Bl. f. A. 1880, S. 490.

1881.

20. Ein E.-M., von Dr. C. Fröhlich. Kl. Monatsbl. f. A. 1881, Januarheft; C.-Bl. f. A. 1881, S. 29.

21. Rheindorf, Kl. M. f. A., Juni 1881.

22. Anwendung des E.-M. mit nachfolgender Amputation, von Dr. C. Fröhlich, Kl. M.-Bl. f. A. 1881, Jan.-Heft; C.-Bl. f. A. 1881, S. 30.

23. Dr. Alexander, Extraction eines Eisensplitters aus dem Glaskörper mit dem E.-M. C.-Bl. f. A. 1881, Nov.

24. On foreign bodies within the eye and the electromagnet by M. Macdonald Mac Hardy, Brit. med. J., 26 March 1881.

25. Extraction eines nicht sichtbaren Fremdkörpers aus dem Auge mit

---

[1] Um dem Leser das Nachschlagen zu erleichtern, sind stets die Auszüge der Mittheilungen, welche das *C.-Bl. f. A.* gebracht, mit angeführt. Diejenigen Arbeiten, bei denen nur das Centralblatt als Quelle bemerkt ist, sind dort zuerst veröffentlicht.

[2] Uebersetzt von Claeys in's frz. (Ann. de la s. d. méd. de Gand, 1880); in's engl. (Brit. med. J., May 22, 1880); in's span. von Carreras-Aragò (Riv. de ciencias méd. 1880).

Hilfe des E.-M., von Dr. M. Knies. Kl. M.-Bl. f. A., Jan. 1881; C.-Bl. f. A. 1881, S. 30. Vermittelst eines Riesen-M. (von 7 Centner Gewicht) wurde der Splitter aus dem Glaskörper-Raum in die Vorder-Kammer gezogen und von hier durch Schnitt am Limbus leicht entfernt. (6 Tage nach der Verletzung).

26. Ophth. Sect. der Amer. med. G. 1880, C.-Bl. f. A. 1881, S. 60. Grüning demonstrirt seinen M. und sein Sideroskop.

26a. J. Simeon Snell, Brit. med. J., 28. Mai 1881.

27. Zwei Fälle von Extraction von Eisensplittern aus dem Glaskörper nebst Bemerkungen über die Diagnostik und Extraction von Stahl- und Eisenstückchen vermittelst des M., von Dr. H. Pagenstecher in Wiesbaden. Arch. f. A. von Knapp u. Hirschberg, X, 2; C.-Bl. f. A. 1891, S. 91.

28. Galezowski, Rec. d'Ophth., Juni 1881, vgl. C.-Bl. 1883, S. 313. (Aus der Netzhaut, erfolgreich.)

29. Zur Extractions-Methode mittelst des M., von Dr. J. Samelsohn in Cöln. C.-Bl. f. A. 1881, S. 173.

30. Ueber die Entdeckung der Anwesenheit und des Sitzes von stählernen und eisernen Fremdkörpern im Auge mit Hilfe einer M.-Nadel, von Dr. Thomas E. Pooley in New-York. Arch. f. A. von Knapp u. Hirschberg, X, 3; C.-Bl. f. A. 1881, S. 186.

31. Bronner u. Appleyard, Brit. m. J. 1881, I, 595.

32. Entfernung eines Eisenstückes aus dem Glaskörper mit Erhaltung des Bulbus und der Lichtperception, von Dr. S. Prout in Brooklyn, Arch. f. Augenheilk., X, 3; C.-Bl. f. A. 1881, S. 188.

33. Pflüger, Jahresbericht 1881, S. 47. (Aus Glaskörper, primär, erfolgreich.)

34. Zwei Fälle von Extraction von Fremdkörpern mittelst des E.-M., von Schiess-Gemuseus. Klin. M.-Bl. f. A. 1881, Dec.; C.-Bl. f. A. 1881, S. 425.

35. Dr. Lloyd Owen in Birmingham, Brit. m. J. 1881, S. 1001. (Erfolgreich, aus Glaskörper, nach Schnitt.)

36. M.-Anwendung in 3 Fällen, auf Hansen's Klinik, von Krenchel in Kopenhagen, Hospitals Tidende, II, S. 761; C.-Bl. f. A. 1881, S. 470.

1882.

37. On the extraction of chips of iron or steel from the interior of the Eye by J. Hirschberg, Knapp's Archives of ophth. 1881, p. 369—398. Ist in die deutsche Ausgabe nicht übergegangen. Vgl. C.-Bl. f. A. 1882, S. 495. (Franz. Übersetz. von Van Duyse, Ann. de la soc. méd. de Gand.)

38. Dr. Joy Jeffries and William in Boston, Boston med. J. 1881, 31. März. T-förmiger Lederhaut-Schnitt!

39. Bradford's Magnet. C.-Bl. f. A. 1882, S. 28.

40. Ueber den Pol-Wechsel beim Gebrauch des E.-M. und über die M.-Nadel als diagnostisches Hilfsmittel. Klin. M.-Bl. f. A. 1882, April; C.-Bl. f. A. 1882, S. 114.

41. Aus Dr. Jany's Augen-Klinik: Extraction eines Eisensplitters aus dem Glaskörper. (Nach H.'s Verfahren, erfolgreich.) Von Dr. Klein, D. med. W. 1882, Nr. 52.

42. Amerik. Ophth. G., 1882, John. (Splitter aus Linse). C.-Bl. f. A. 1882, S. 501.

43. Entfernung eines Eisensplitters aus dem Auge mittelst des E.-M., von Dr. Reid, C.-Bl. f. A. 1882, S. 351. (Aerztl. Gesellsch. zu Glasgow.)

44. Entfernung eines Eisensplitters aus der Hornhaut mittelst des M., von Pargamin, Wratsch 1882, Nr. 38; C.-Bl. f. A. 1882, S. 397.

45. Little, The ophth. Review 1882, Juli; C.-Bl. f. A. 1882, S. 276 u. 349.

46. Dufour, Suisse Romande. 1882. (Ausführlich in d. ersten Aufl., S. 114.)

46a. Hirschberg, Fall von M.-Operation, Berl. Klin. W. 1882, Nr. 21.

47. Yvert, De l'extraction des corps étrangers du globe de l'oeil au moyen de l'aimant. Rec. d'Ophth. 1882, No. 8 u. 9.

48. Landmann, A. f. O., XXVIII, 2, 153.

49. Leber, ebenda S. 237.

1883.

50. J. Hirschberg, Ueber die M.-Extraction von Eisensplittern, Berl. Klin. W. 1883, Nr. 5 u. (vervollständigt) C.-Bl. f. A. 1883, S. 78.

51. L. Weiss, Extraction eines 4 mm langen, durch die Vorder-Kammer ziehenden und im Sphinkter feststeckenden Eisensplitters mit Hilfe des E.-M., Klin. M.-Bl., Sept. 1883; C.-Bl. f. A. 1883, S. 373.

52. Ueber die günstige Wirkung des M., Diss. von H. Zahl, Greifswald 1882. (Schirmer sen. entfernte durch die frische Wunde einen Splitter aus dem Glaskörper, mit H.'s M., erfolgreich.) C.-Bl. f. A. 1883, S. 187.

53. Entfernung eines Eisensplitters aus dem Glaskörper mittelst Scleral-Schnittes und E.-M., von Dr. Fränkel in Chemnitz, D. med. W. 1883, Nr. 46 u. C.-Bl. f. A. 1883, S. 493.

54. Dr. Magawly, Petersburger med. W. 1883 u. C.-Bl. f. A. 1883, S. 318.

55. Ammundsen, Hosp. Tid. R. III, Bd. I, 52; C.-Bl. f. A. 1883, S. 398.

56. Hjort, Norsk Mag. 12, p. 92; C.-Bl. f. A. 1883, S. 395.

57. Wherry, Brit. med. J. 1883, Jan.; C.-Bl. f. A. 1883, S. 32.

58. A series of Electromagnet Cases by A. Hill Griffith (aus der Praxis von Glascott u. Little). Ophth. Review, Nov. 1883; C.-Bl. f. A. 1883, S. 488.

59. The electromagnet and its employment in ophthalmic surgery by Simeon Snell (Sheffield), London 1883, 94 p. Auszug im C.-Bl. f. A. 1893, S. 309—316, mit Zusätzen von J. Hirschberg. Vgl. auch Brit. med. J., Nov. 17, 1883.

60. Der Electro-Magnetismus in der Augenheilkunde, von Prof. Voltolini in Breslau. D. med. W. 1883, Nr. 20; C.-Bl. f. A. 1883, S. 251. (Rühmt sehr starke M., die 20 Pfund heben.)

1884.

61. Ueber die günstige Wirkung des E.-M. zur Entfernung von Eisenstückchen aus dem Innern des Augapfels, nebst Mittheilung von zehn derartigen Fällen aus der Klinik des Herrn Dr. Rheindorf in Neuss a. Rh. Inaug.-Diss. von J. Dickmann. München 1884. C.-Bl. f. A. 1884, S. 440—455. (Rh. hält die Anwendung des E.-M. für den bedeutendsten Fortschritt in der operativen Augenheilkunde seit v. Graefe's Linear-Extraction.)

62. Schiess-Gemuseus, XX. Jahres-Bericht, Basel 1884. (Eisensplitter aus der Netzhaut, nach Lederhaut-Schnitt, erfolgreich.)

63. Mules, Brit. med. J., 23. Aug. 1884; C.-Bl. f. A. 1884, S. 455. (50 mg aus dem Glaskörper, durch Meridionalschnitt, erfolgreich. — „Sein einziger erfolgreicher Fall der Art.")

64. Schmidt-Rimpler, C.-Bl. f. A. 1885, S. 150. (1883, aus Glaskörper, unmittelbar nach Ausziehung des Verletzung-Stars, erfolgreich.)

65. Leber, A. f. O., XXX, 1, 250.

66. Krückow in Moskau, Wjestnik Ophth., Dec. 84; C.-Bl. f. A. 1884, S. 392. Ein 13jähriger zeigte nach einer Pfeilschuss-Verletzung eine Wunde von 1 mm Durchmesser und dunkler Farbe lateralwärts von der Cornea des linken reizlosen und sehkräftigen Auges. Nach 14 Tagen holte Krückow beim ersten Griff von vorn mit Hirschberg's E.-M. ein Nadelstück von 24 mm Länge, nachdem alle Versuche mit Pincetten u. s. w. vergeblich gewesen. $S = \frac{12}{10}$, kleiner Netz- und Aderhaut-Riss.

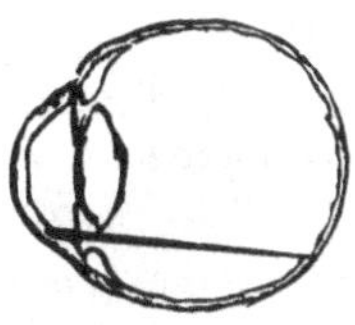

Fig. 30.

67. Dr. Glascott (8 Fälle, 7 aus Glaskörper, 1 aus Vorder-Kammer). Brit. med. J., 15. März 1884; C.-Bl. f. A., S. 152.

68. Hirschberg (tertiäre Ausziehung aus dem Glaskörper, durch Meridionalschnitt, erfolgreich). Berl. Klin. W. 1884, Nr. 38; C.-Bl. f. A. 1884, S. 380.

69. Hjort, 5 Fälle von M.-Operation, C.-Bl. f. A. 1884, S. 408.

70. Krebs, E.-M.-Extraction, Hosp. Tid. R. III, 2 B., p. 385. C.-Bl. f. A. 1884, S. 410. (12 Fälle, darunter auch eine erfolgreiche Ausziehung des Splitters aus dem Glaskörper, nach Meridionalschnitt.)

1885.

71. Haase in Hamburg. (Aus der Linse, erfolgreich.) C.-Bl. f. A. 1885, S. 63.

72. Aub in Cincinnati, Transact. of the Amer. ophth. Soc. 1885. (8 Fälle, 2 erfolgreiche, aus dem Glaskörper, mit Lederhaut-Schnitt.)

73. E. Meyer in Paris, Progrès méd., 7. März 1885. (Durch Meridional-Schnitt, aus Glaskörper, erfolgreich.)

74. 59. Jahresbericht der Massachusetts-Augenklinik zu Boston. (9 M.-Operationen, 6 aus der Vorder-Kammer.) C.-Bl. f. A. 1885, S. 96.

75. Rübel in Kaiserslautern, C.-Bl. f. A. 1885, S. 237. (Vorder-Kammer.)

76. Germann in St. Petersburg, C.-Bl. f. A. 1885, S. 317. (Aus der Iris durch äusseres Aufsetzen des kleinen M. freigemacht und nach unten geleitet und glücklich ausgezogen.)

77. M. Fröhlich, Klin. M.-Bl., Aug. 1885; C.-Bl. f. A. 1885, S. 344.

78. Bödtker. Norsk Mag., III R, 14. Bd., p. 654; C.-Bl. f. A. 1885, S. 386.

79. Der E.-M. in der Augenheilkunde, von Prof. Hirschberg (157 S.), die erste Auflage unsres Büchleins. Enthält 34 eigne M.-Operationen des Verf.'s und die 140 Fälle, welche in der Literatur bis dahin verzeichnet waren. Ueber die Indications-Stellung bei Eisensplittern im Glaskörper vgl. den Auszug im C.-Bl. f. A. 1885, S. 243.

80. Hirschberg, Ueber Glaskörper-Operationen, Berl. Klin. W. 1885, Nr. 29; C.-Bl. f. A. 1885, S. 417.

81. Galezowski, Extraction des corps étrangers à l'aide d'un aimant. Recueil d'Ophthalm., Sept., Oct. 1885.

1886.

82. Galezowski, de l'emploi de l'aimant pour l'extraction des corps étrangers metalliques de l'oeil, Paris 1886, 60 p. Vgl. No. 81.

83. Nobis, Zwei M.-Operationen mit Jany's E.-M. D. med. W., 1886, Nr. 2.

84. Webster, Removal of a piece of steel from the crystalline lens, Americ. J. of Ophth., III, 8, p. 227.

85. J. Hirschberg, Der E.-M. in der Augenheilkunde. Deutsche Medicinal-Zeitung, Nr. 22.

1887.

86. Pfalz, Klin. M.-Bl., Juni 1887; C.-Bl. f. A. 1887, S. 259. (Aus dem Glaskörper, durch Lederhaut-Schnitt, mit H.'s M., erfolgreich.)

87. W. Zehender, Klin. M.-Bl., Aug. 1887; C.-Bl. f. A., 1887, S. 380. (Aus Glaskörper, nach Linsen-Ausziehung, mit Fröhlich's M, $S = \frac{1}{\infty}$.)

88. Dithlessen, Hosp. Tidende 1887, No. 34; C.-Bl. f. A. 1887, S. 386. (Ebenso, mit Krebs' M.)

89. Minor, New-York, Arch. f. Augenheilk., XVII, 9; C.-Bl. f. A. 1887, S. 450.

90. Grossmann in Budapest, Wiener med. Bl. 1887, Nr. 47—49; C.-Bl. f. A. 1887, S. 514. Ueber die M.-Extraction von Eisensplittern aus dem Augen-Innern.

91. Sachs, Extraction eines Eisensplitters aus dem Glaskörper, mittelst des E.-M. Klin. M.-Bl. XXV, S. 281.

92. Neese, Beiträge zur M.-Operation. Arch. f. Augenheilk., XVIII, 1, S. 1; C.-Bl. f. A. 1888, S. 115. Von Horner's 42 Fällen der M.-Operationen sass in 18 der Fremdkörper hinter der hinteren Linsen-Kapsel. Von diesen 18 behielten nur 5 die Form des Auges, und von diesen 5 nur 2 einen Rest von Seh-Vermögen. Von den bisher im Ganzen publicirten 154 Fällen von M.-Operation des hinteren Bulbus-Abschnittes heilten mit mehr oder minder befriedigendem Seh-Vermögen $30\frac{1}{2}$ % (darunter $10\frac{4}{5}$ % mit nahezu vollkommener Sehschärfe). Die Form des Augapfels wurde in $17\frac{1}{2}$ % erhalten, nachträgliche Enucleation erheischten $10\frac{4}{5}$ %. Vergeblich von vornherein blieb die Operation in 37 %.

1888.

93. Hirschberg, Berl. med. G. 15. Febr. 1888; C.-Bl. f. A. 1888, S. 55.

94. B. Schwarzbach, Electro-magnet operation on the eye, Australasian med. G. 1887, 15. Dec. (Mit H.'s M., durch Lederhaut-Schnitt, aus dem Glaskörper, erfolgreich. „Die erste Operation der Art in Sidney.")

95. Ueber die M.-Operation an der Baseler Augenklinik. Dissert. von Dr. C. Mellinger. (Von 12 F. 2 Mal brauchbares Sehvermögen, 4 Mal Erhaltung des Augapfels.)

96. Ueber einen Fall von M.-Extr. mit Erhaltung normaler Sehschärfe, nebst Bemerk. über M.-Extraction. Von Prof. Laqueur in Strassburg, C.-Bl. f. A. 1888, S. 288. (Mit H.'s M., aus dem Glask., nach Lederhaut-Schnitt, mit voller S, 3 Jahre beob. Noch andre erfolgreiche M.-Operat.)

97. Pflüger, Zur Indication der Magnet-Extr. Kl. M.-Bl. XXVI, S. 287. Beweist, dass auch nach Eintritt von Entzündung noch Sehvermögen erhalten werden kann.

98. Neese, Eine Erwiderung bezügl. d. M.-Extr., ebendas. S. 412.

99. The Electro-magnet, by Hubbel, Buffalo, Buffalo med. and surg. J. July 1888.

100. L'Elettro-calamita nell' estrazione delle scheggie di ferro dall' interno dell' occhio pel Dr. G. E. GONELLA, docente libero, Pisa. Pisa 1888, 109 S. (Ref. C.-Bl. f. A. 1889, S. 350.) Enthält 2 Originalfälle, von MANFREDI, von denen der eine, Splitter im Glaskörper, nach H. mit Meridional-Schnitt und Einführung des M. erfolgreich operirt, nach 2 Jahren ergab $S = \frac{5}{10}$, G. F. n.

1889.

101. HINTZE, Ueber M.-Extraction nebst Mittheilung von 3 Fällen aus der Univ.-Augenklinik zu Leipzig. Andernach 1889. Vgl. C.-Bl. f. A. 1890, S. 39. (Aus Sclera, Iris, Linse je ein Mal der Splitter mit magnetisirter Pincette ausgezogen.)

102. Ein Fall von Beseitigung eines Stahlsplitters aus dem Auge mit dem E.-M., von Dr. TROMPETTER. Klin. Monatsbl. f. A., März 1889; C.-Bl. f. A. 1889, S. 125. (Nach 5 Tagen, 10 mg, $S = \frac{15}{30}$.)

103. The electromagnet, by W. A. PHILIPPS, Cleveland. J. of ophthalmology, o. a. l., I, 1889, Jan.; C.-Bl. f. A. 1889, S. 241.

104. Ueber das Alter der M.-Operation, von J. HIRSCHBERG. C.-Bl. f. A. 1889, S. 271.

105. American Ophth. Society, XXV Meeting; C.-Bl. f. A. 1889, S. 369. Dr. F. WADSWORTH (Boston): Extraction von Eisenstückchen aus dem Glaskörper mittelst des M. In dem einen der beiden Fälle trat mehrere Wochen nach der Extr. eine Netzhaut-Ablösung auf, die gegenüber der Punctionsstelle ihren Ausgang nahm.

106. Notes on the electromagnet, by W. ELLERY BRIGGS, Sacramento. (Occid. Med. Times, 1889, Aug.). C.-Bl. f. A. 1889, S. 460. Von 9 Fällen 6 erfolgreich. — Kurze Beobachtungsdauer!

107. WILLIAMS, Value of the Electromagnet. St. Louis, med. and surg. J. 1889, No. 5, p. 293.

108. HOTZ, A few magnet extractions from the vitreous. Amer. J. of Ophth. 1889, No. 9. Vgl. C.-Bl. f. A. 1890, S. 221. (Zwei erfolgreiche aus dem Glaskörper; ein erfolgloser, nachdem man eine Woche gewartet.)

1890.

109. J. HIRSCHBERG, Ueber die Ergebnisse der M.-Operation in der Augenheilkunde, nach hundert eignen Operationen. A. f. O. XXXVI, 3; C.-Bl. f. A. 1890, S. 420—424.

110. Extraction von Eisensplittern aus dem Glaskörper, von Dr. E. FISCHER in Dortmund. Von 16 Fällen 4 ohne Erfolg; in den 12 erfolgreichen 2 Mal gute S, 6 Mal mittelmässige, 2 Mal Enucl., 1 Pantophthalmie.

111. Removal of a piece of steel from the vitreous body with recovery of perfect vision, by M. H. POST. (Am zweiten Tage, $4 \times 2 \times {}^1/_2$ mm, $^1/_2$ grain.) Amer. J. of Ophth. 1890, Mai; C.-Bl. f. A. 1890, S. 486.

112. GALLEMAERTS aus Brüssel zeigte auf dem X. internat. Congress zu Berlin die verbesserte M.-Nadel von LEON GÉRARD zur Diagnose von Eisensplittern im Augen-Innern. C.-Bl. f. A. 1890, S. 229. (Vgl. La clinique IV, No. 47, Bruxelles, 20. Nov. 1890.)

1891.

113. Die Electrotherapie im Dienste der Oculistik, von Dr. H. ADLER. A. Wiener med. Z. 1891, Nr. 11; C.-Bl. f. A. 1891, S. 288. (H.'s E.-M.)

114. Electromagnetic extraction of a piece of steel from the vitreous, by CASEY A. WOOD. Amer. J. of Ophth., Apr. 1891; C.-Bl. f. A. 1891, S. 308. (Nach 2 Tagen, durch Schnitt, mittelst SNELL's M., 17 mg, mässiger Erfolg.)

115. 66 M.-Operationen (MAYWEG's) mit erfolgreicher Extraction von 53 Eisensplittern aus dem Augen-Innern, von Dr. H. HILDEBRAND in Hagen. Arch. f. Augenheilk., XXIII, Heft 3 u. 4. Auszug C.-Bl. f. A. 1891, S. 408—410. H.'s E.-M., am Accumulator. Verf. hat aus der Literatur 322 Fälle von M.-Operation zusammengestellt. 80 betrafen die vorderen Abschnitte des Augapfels; von diesen verliefen 67 günstig. Von den 248 „Glaskörper"-Operationen waren 74 resultatlos, d. h. das Eisenstück wurde nicht entfernt. In 174 Fällen wurde der Splitter herausgeholt. 23 Fälle von diesen führten zur Schrumpfung des Augapfels, 26 erforderten die spätere Enucleation. 91 ergaben ein befriedigendes Resultat: 29 Mal wurde die Form des Augapfels ohne S erhalten, 61 Mal (d. h. in 36 % der Fälle, wo die Splitter überhaupt entfernt wurden), wurde volle Sehschärfe oder ein Theil derselben dauernd erhalten. Das sind Ergebnisse, welche die Einführung der M.-Operation in die Praxis glänzend rechtfertigen.

Dritter Zeit-Abschnitt.

1892.

116. Americ. Ophth. Soc., XXVII; C.-Bl. f. A. 1892, S. 173. Dr. E. E. HOLT beschreibt 6 Fälle von erfolgreicher M.-Operation, desgl. Dr. S. B. St. JOHN 3, wobei auch ein neben der Macula sichtbarer Splitter entfernt wurde.

117. Annales d'Ocul. 1892, Febr.; C.-Bl. f. A. 1892, S. 447. Un cas d'extraction d'un morceau de fer intraoculaire à l'aide de l'aimant; contribution au diagnostic de la présence du fer dans l'oeil, par M. le Dr. F. MAYER, Chef de clinique de l'Instit. d'ophth. de Lisbonne. (Der im Glaskörper ophthalmoscopirte Splitter wurde durch Annäherung der M.-Spitze an die Augapfel-Wandung bewegt.)

118. Vers. der Ophth. G. zu Heidelberg; C.-Bl. f. A. 1892, S. 392. HAAB in Zürich benutzt sehr starke M., welche er an die Aussenfläche des Auges anlegt. Es gelingt damit, Splitter aus der Eingangs-Oeffnung zu entfernen. Die Ausziehung gelang in 3 Fällen, wo die Splitter schon längere Zeit im Auge geweilt hatten und durch Hornhaut und Linse eingedrungen waren. In einem Falle glückte es nicht, wo der Splitter bereits in der Netzhaut eingekapselt war.

119. Versuch einer E.-M.-Operation, der durch einen zu vermeidenden Zwischenfall nicht zum Ziele führte, von Dr. KNAPP. Arch. of Ophth., Juli 1892; C.-Bl. f. A. 1892, S. 554. „Lediglich das Versagen der elektrischen Kraft im gegebenen Augenblick kostete dem Kranken das Auge."

120. Sur la détermination des corps étrangers ayant perforé le globe oculaire, par le Dr. GALLEMAERTS. (La clinique, No. 16; C.-Bl. f. A. 1892, S. 223.) Von 10 Fällen durchbohrender Augen-Verletzung zeigte die GÉRARD'sche M.-Nadel Eisen in der Tiefe an, ohne dass durch die unmittelbar folgende Anwendung des HIRSCHBERG'schen E.-M. ein sehendes Auge erhalten wurde. (!)

121. The Amer. J. of ophth. 1892, Sept.; C.-Bl. f. A. 1893, S. 458. Removal of a fragment of steel from the vitreous chamber by means of the electromagnet, with preservation of nearly normal vision, by S. THEOBALD.

1893.

122. Ophth. G. zu Heidelberg, 1893; C.-Bl. f. A. 1893, S. 275. SCHLÖSSER (München) hat einen grossen M. herstellen lassen, mit dem er Eisensplitter von 10 mg und darüber aus der Netzhaut durch den Glaskörper nach vorn ziehen kann.

123. Aerztl. V. zu München, Münch. med. W. 1893, Nr. 12; C.-Bl. f. A. 1893, S. 528. In SCHLÖSSER's Fall erfolgte die Wirkung des Riesen-M. in ungünstiger Richtung und rief Ciliarkörper-Reizung hervor, so dass Enucleation nöthig wurde.

124. Dr. WILDER in Chicago hat eine Statistik von 258 M.-Operationen aus der Literatur gesammelt: 123 Misserfolge, 58 gute, 40 mässige Resultate. (Amer. med. Assoc. 1893; C.-Bl. f. A. 1893, S. 372.)

125. Dr. HOLT (Portland) berichtet über 3 weitere M.-Erfolge, durch Schnitt, aus dem Glaskörper. (Amer. ophth. Soc. 1893; C.-Bl. f. A. 1893, S. 406.)

1894.

126. J. HIRSCHBERG, Ueber die Entfernung von Eisensplittern aus der Netzhaut. (D. med. W. 1894, Nr. 23 u. 24; C.-Bl. f. A. 1894, S. 204—207, 236—239, 278—283 u. 373—378.)

127. SCHIRMER, D. med. W. 1894, Nr. 18.

128. Ueber M.-Operationen, von Dr. v. FORSTER in Nürnberg. (Münch. med. W. 1894, Nr. 22; C.-Bl. f. A. 1894, S. 471.) v. F. fand, dass der Wechselstrom-M. mit hoher Stromstärke von 14 Ampères den Gleichstrom-M. an Wirkung bedeutend übertrifft. Aber trotzdem gelang es bei vierstündiger Anwendung des Wechselstrom-M. nicht, einen in der Macula festsitzenden Splitter aus dem Auge zu entfernen.[1]

129. The extr. of fragments of iron from the vitreous body with the magnet, by F. C. HOTZ in Chicago. (The med. and surg. Report.; C.-Bl. f. A. 1894, S. 511. — 2 Fälle.)

130. The employment of the electro-magnet, by R. W. GILLMANN, Detroit. (Proceed. of the Michigan State med. Soc. 1894; C.-Bl. f. A. 1894, S. 515.)

131. Extraction von Eisenpartikeln aus dem Auge mittelst des HIRSCHBERG'schen E.-M., von Dr. ZIERMINSKI. (Przeglad lekarski 1893, Aug.; C.-Bl. f. A. 1894, S. 523.) Ein Fall aus dem Glaskörper, mit Erfolg, normaler S.

132. BLESSIG (Petersb. med. W.; C.-Bl. f. A. 1894, S. 44). Unter 10 M.-Extractionen aus der Tiefe einmal gute Sehkraft. v. SCHRÖDER (Petersb.

[1] Bei den feinsten Splittern (von $\leqq$ 1 mg) in der Tiefe des Auges, die von HAAB's Riesen-M. nicht bewegt werden, fand ich wiederholtes Oeffnen und Schliessen des Stroms gleichfalls ganz wirkungslos.

med. W.; C.-Bl. f. A. 1894, S. 45), 3 Fälle; einen, wo Riesen-M. den Splitter aus der Linse in die Vorder-Kammer zog.

133. XI. internat. Congress zu Rom; C.-Bl. f. A. 1894, S. 198. SULZER empfiehlt einen Hufeisen-M. (!). HIRSCHBERG u. HAAB empfehlen jeder sein Verfahren. SCHMIDT-RIMPLER gelang die Ausziehung mit dem Riesen-M. nur in der Minderzahl. Ein Mal riss der Fremdkörper ein Stück Regenbogenhaut mit, das Auge ging verloren.

134. Festschrift für Prof. SCHIESS-GEMUSEUS; C.-Bl. f. A. 1894, S. 24. Unter 28 Fällen (aus der Tiefe) 10 Mal Erhaltung von S, 9 Mal des Augapfels, 2 Mal Schrumpfung, 7 Mal Enucleation.

135. HÜRZELER (aus HAAB's Klinik), Beitr. z. Augenheilk. von DEUTSCHMANN; C.-Bl. f. A. 1899, Nr. 281. In Zürich ergaben in 4 Jahren vor der M.-Anwendung (1877—1880) 24 Fälle von Eisensplittern im Glaskörper 24 Verluste, also 100 %; in 4 Jahren mit M.-Operation und Antisepsie (1883—1886) 35 Fälle nur noch 24 Verluste, d. h. blos 68 %. [Die Statistik, die Hü. von HIRSCHBERG's früheren Fällen entwirft, ist unrichtig; richtig ist sie so: auf 21 Fälle, mit denen noch etwas zu machen war, 4 gute Seh-Erfolge, 3 mittelmässige, dazu 6 Mal Erhaltung der Form des Augapfels.]

136. HAAB (ebendas.; C.-Bl. f. A. 1894, S. 283) beschreibt seinen grossen M. und mehrere damit operirte Fälle. Zweimal gelang es, den Fremdkörper aus der Tiefe hinter die Iris zu bringen. „Bei den Versuchen wurde der Kranke vor Schmerz fast ohnmächtig.“ Die Versuche Prof. KLEINER's ergeben: Bei doppelter Stromstärke ist die anziehende Kraft das Vierfache. Bei dreifachem Abstand kann dieselbe Stromstärke nur $^1/_7$ der anziehenden Kraft bewirken. Der M. soll an den Wundkanal gebracht werden, bezw. hinein mit seiner Spitze, also geringerer Kraft. Der Splitter durchbohrt die Iris nicht, wobei ungeheure Schmerzen entstehen. Man muss entsprechend der Iris-Vorwölbung einen Einschnitt machen und den Splitter mittelst des kleinen M. entfernen, weil sonst mit dem Splitter die ganze Iris herausgerissen werden könnte.

137. SCHMIDT-RIMPLER, Lehrbuch, 1894, S. 310; C.-Bl. f. A. 1894, S. 374: Der Riesen-M. versagte 4 Mal unter 5 Fällen. (Nachdem der grosse M. erfolglos gewesen, gelang die Entfernung mit eingeführtem kleinen. Vgl. C.-Bl. f. A. 1894, S. 375.)

138. DEUTSCHMANN (Beitr. z. Augenheilk., XIII, S. 97; C.-Bl. f. A. 1894, S. 375).

1895.

139. Die Anwendung starker E.-M. zum Herausziehen von Eisensplittern aus dem Auge, von Prof. SCHMIDT-RIMPLER. Berl. klin. W. 1895, Nr. 40. Wörtlich abgedruckt im C.-Bl. f. A. 1896, S. 480—486. Hat mit HIRSCHBERG's M. so manches Auge gerettet und sieht HAAB's M. als eine werthvolle Bereicherung an. War der Fremdkörper durch den Riesen-M. nach vorn gezogen, so wurde die Vorder-Kammer eröffnet und die Wunde an die Spitze des Riesen-M. gebracht. „Stemmte sich der Splitter gegen die Hornhaut, so wurde das ganze Auge förmlich aus der Orbita etwas herausgezogen.“ Von den 6 Fällen waren 3 von sehr gutem Erfolge gekrönt. Die 3 andren zeigten weniger erfreulichen End-

ausgang: a) Der Fremdkörper reisst ein Stück Iris heraus, die Vorder-Kammer füllt sich mit Blut, Amaurosis, Enucleation. b) Enucleation angerathen. c) Iridodialysis ($^1/_4$) mit Blutung, als der Fremdkörper in die Vorder-Kammer tritt. T—1. — Folgt noch ein erfolgreicher Fall nach H.' Verfahren (aus dem Glaskörper, mit Lederhaut-Schnitt).

140. Sideroskop von Asmus in Breslau, Arch. f. Augenheilk., XXIX, 2; C.-Bl. f. A. 1895, S. 23; Arch. f. Augenheilk., XXXI, 1; C.-Bl. f. A. 1895, S. 383; Arch. f. Augenheilk., Erg.-Heft, Festschr. f. Förster; C.-Bl. f. A. 1895, S. 441. Die M.-Operation der localisirten Splitter wurde bei 37 Fällen 23 Mal mit Glück, 14 Mal ohne Erfolg unternommen. Von den 23 Operirten behielten 11 einen Theil der Sehkraft, 2 waren schon vorher erblindet.

141. Zwei M.-Operationen von Knapp, von denen eine ideal verlief. Amer. Ophth. S., XXVII; C.-Bl. f. A. 1895, S. 15.

142. Aus der Augenklinik des Prof. Cohn in Breslau: Ueber Entfernung von Eisensplittern aus der Tiefe des Auges mit Hülfe des E.-M., von Dr. Hugo Goldschmidt. D. med. W. 1895, Nr. 3 u. 4; C.-Bl. f. A. 1895, S. 60.

143. Berry in Edinburg. (Nach 12 Tagen aus dem Glaskörper, mit S. n.) Edinb. H. Rep., Vol. II; C.-Bl. f. A. 1995, S. 61.

144. Casuist.-Beiträge zur M.-Operation (H.'s), von O. Purtscher in Klagenfurt. C.-Bl. f. A. 1895, S. 97. 8 Fälle aus dem Glaskörper, 2 Mal vollkommen gute S, 3 Mal $\frac{1}{\infty}$, 2 mit Aussicht auf Besserung, 1 Phthisis; 2 Vereiterungen, die schon als solche kamen.

145. Stahlsplitter im Glaskörper, von Dr. Rosenmayer in Frankfurt a. M. C.-Bl. f. A. 1895, S. 224. (Erfolgreich, nach Meridionalschnitt, mit H.'s M.)

146. Eine interessante M.-Operation, von Dr. Gelpke in Karlsruhe. C.-Bl. f. A. 1895, S. 337. [$^3/_4$ Jahr nach der Verletzung, mit Meridionalschnitt und H.'s M. erfolgreich, S des verrosteten Auges von $\frac{1}{\infty}$ auf $^1/_8$ gehoben, und die sympathische Reizung des zweiten Auges beseitigt. — 5 Jahre nach der M.-Operation (Ende 1898) S = 0,6; G. F. weiter. (Mündliche Mittheilung des Herrn Collegen G.)]

147. Extr. of iron by galvano-magnet, by Cocks. New-York, Eye and ear J. Rep. III, 1; C.-Bl. f. A. 1895, S. 474.

148. Foreign bodies ... by Hobart Egbert, The med. and surg. Rep., Philadelph. 1894; C.-Bl. f. A. 1895, S. 503. (Aus Glaskörper, nach Wund-Erweiterung, erfolgreich.)

149. The electromagnet . . by Mittchell, Med. Rec. 1895; C.-Bl. f. A. 1895, S. 552. (Anschluss an die Haus-Leitung.)

150. Ophth. G. zu Heidelberg, 1895; C.-Bl. f. A. 1895, S. 399. Haab hatte unter 38 Linsen-, Glaskörper- und Netzhaut-Splittern in 60 % ein brauchbares Auge. — Die Linsen-Fälle sollten abgetrennt werden! — Wagenmann u. Leber führten Fälle an, wo der grosse M. versagte, H.'s M. erfolgreich war.

1896.

151. Ein Beitrag zur M.-Operation, von Dr. J. Weisz in Budapest. (Nach H.'s Verfahren, aus dem Glask., 50 mg. — Netzhaut-Ablösung.) C.-B. f. A. 1896, S. 5 u. S. 124. Angeblich der erste Fall in Ungarn.

152. College of Physicians of Philadelph., 21. Jan. 1896; C.-Bl. f. A. 1896, S. 245.

153. On the results after the extraction of foreign bodies .. with the electromagnet bei H. V. Mc Kenzie. Royal London Ophth. Hosp. Rep. XIV, 1; C.-Bl. f. A. 1896, S. 345. 28 Fälle von Glaskörper-Splittern: in 25 % brauchbare Erfolge, in 28,57 % vollständiges Versagen.

154. Extract. des corps étrangers metalliques du segment portérieur de l'oeil à l'aide de l'electro-aimant, par Rohmer (Belgien). Annales d'Ocul. 1896, Maerz. (Aus Glaskörper, durch Schnitt, 1 mg, erfolgreich.)

155. Holt hatte bei 17 M.-Extr. aus dem Glaskörper 1 Fall S = 0,7; 3 mit 0,5; 2 mit 0,2; 4 mit 0,1, 1 mit $\frac{1}{\infty}$. Amer. Ophth. Society 1895; C.-Bl. f. A. 1896, S. 444.

156. Hirschberg, Ueber M.-Operationen. Berlin. med. W. 1896, Nr. 25; C.-Bl. f. A. 1891, S. 487. Vergleichende Beurtheilung des grossen und kleinen M., 4 Fälle.

157. Zur M.-Extraction. Diss. unter dem Präsidium von Schleich in Tübingen von H. Mosler. Tübingen 1896. C.-Bl. f. A. 1896, S. 494. „Seit H.'s Veröffentlichungen sind zahlreiche Mittheilungen erfolgt, welche alle die günstigen Erfolge H.'s bestätigen, aber wesentlich neue Gesichtspunkte für die Indication, Ausführung und Prognose der Operation nicht ergeben haben. Erst 1892 hat Haab durch Verwendung sehr starker M. neue Aussichten für einen Fortschritt eröffnet.“ 14 Fälle — wovon 10 in Glaskörper und Netzhaut, mit 4 Verlusten, die nach der Natur der Verletzung auch durch den grossen M. nicht hätten vermieden werden können.

158. Congress der ital. Ophth. G. 1895; C.-Bl. f. A. 1896, S. 556. Extr. eines grossen Splitters (215 mg) aus dem Glaskörper, von Dr. Bardelli.

159. Ophthalmic memoranda, by G. E. de Schweinitz. Amer. J. of Ophth., Febr. 1896; C.-Bl. f. A. 1896, S. 564.

160. Removal of a splinter from the vitreous chamber with an improvised magnet, by Willard. Annals of Ophth. and Ot. Juli 1896. (Splitter seit einigen Tagen in der Netzhaut, S = $\frac{20}{20}$, — Extr. mittelst einer Feile und einem Dynamo einer electrischen Bahn. — Iridocycl, Enucl.)

161. The use of the electromagnet, by Buller, Montreal.

162. Extr. of a chip of steel from the vitreous with electromagnet, by Pope. New Orleans Med. and Surg., Apr. 1896; C.-Bl. f. A. 1896, S. 647. $\left(\text{Mit Lederhaut-Schnitt, erfolgreich, S} = \frac{20}{15}\right)$.

1897.

163. A. f. O. XLII, 4; C.-Bl. f. A., S. 181. Ueber Netzhaut-Degeneration durch Eisensplitter, nebst Bemerkungen über M.-Operation, von Dr. E. v. Hippel, Privatdocent in Heidelberg. (Die Haab'sche Methode ergänzt das H.'sche Verfahren, vermag dasselbe aber keineswegs zu verdrängen.)

164. Entfernung von Eisensplittern aus dem Auge mittelst des E.-M., von Dr. Szili (Wiener med. Presse, Nr. 18; C.-Bl. f. A. S. 315). Im zweiten Fall war das Ergebniss ein glänzendes, $S = \frac{6}{9}$.

165. 4 cases of successful removal of foreign bodies, by Kollock. Annals of Ophth., Jan. — C.-Bl. f. A., S. 543. (Einer aus dem Glaskörper mit vollkommener S.)

166. Philad., Coll. of Phys.; C.-Bl. f. A., S. 607. Howard Hansell entfernte, nach $^1/_2$ J., mit dem kleinen M. einen Splitter aus d. Glask., $S = \frac{20}{50}$.

167. Ophth. Record, C.-Bl. f. A., S. 221. Oliver entfernt einen Splitter aus dem Glaskörper.

168. Philad. Coll. of Phys., Amer. J. of med. Sciences; C.-Bl. f. A., S. 721. Dr. Schweinitz fand mit Röntgen-Strahlen einen Eisensplitter im Ciliarkörper und entfernte ihn mit dem E.-M.

169. Transact. Amer. Ophth. Soc.; C.-Bl. f. A. 721. Thomson, über denselben Gegenstand.

170. Vossius, 2 M. Op. D. med. W.; C.-Bl. f. A., S. 721.

171. Americ. M. Ass., Ophth. Record, Juli; C.-Bl. f. A., S. 442. Weeks berichtet über 3 Fälle mit Haab's M., von denen einer zur Enucl. führte. Gifford betont den Nachtheil, dass er nicht transportabel. [Schlösser's M. ist es.]

172. Mayweg entfernte in 9 F. (8 Glask., 1 Netzhaut) den Splitter mit Riesen- und mittleren M., 3 Mal S = 0, sonst mit guter S ($^1/_3$ bis 1). C.-Bl. f. A., S. 490.

173. In der Münchener Augenklinik wurden 4 Operationen mit Schlösser's M. gemacht, 1 Mal erfolgreich aus der Macula lutea bis in die Iris und von dort durch Iridekt. entfernt. C.-Bl. f. A., S. 636.

174. Bericht über die im J. 1896 und in der ersten Hälfte des J. 1897 bei mir vorgenommenen M.-O., von J. Hirschberg. D. med. W. Nr. 31; C.-Bl. f. A. 1898, S. 23—26 u. 47—53.

1898.

175. Szili u. Weiss in Budapest, Jahresber. f. 6 J.; C.-Bl. f. A., S. 151. In 9 Fällen wurde H.'s M. angewendet, 7 Mal mit Erfolg. Verf. stellen ihn über Haab's M.

176. Electr. Strassenbahn und das Sideroskop von Asmus, von M. Linde, Lübeck, C.-Bl. f. A., S. 262.

177. Einige Fälle von Eisensplitter-Ausziehung mittelst des E.-M., von Dr. Vüllers in Aachen. D. med. W. Nr. 25; C.-Bl. f. A., S. 339. In allen 4 Fällen wurde H.'s M. benutzt, stets mit gutem Erfolg.

178. J. Hirschberg, Zur M.-O. Berl. klin. W. No. 46.

179. Aus der II. Univ.-Augenklinik des Hofraths Prof. Fuchs, Sideroskop und E.-M., von Dr. M. Sachs, Ass. d. Klinik. Wiener klin. W. No. 43.

1899.

180. Haab's oder Hirschberg's E.-M., von Dr. Max Linde in Lübeck. C.-Bl. f. A., S. 1. Kritik von Haab's Verfahren. Erfolgreiche Operation, aus der Netzhaut, mittelst Meridionalschnitt und H.'s M.

Literatur-Uebersicht abgeschlossen am Ende des J. 1898.

Dr. Praun's Handbuch der „Verletzungen des Auges" (Wiesbaden, 1899, S. 368) enthält einen Versuch: „Indicationen für die Haab'sche und die Hirschberg'sche Magnet-Operation".

Druck von Metzger & Wittig in Leipzig.

FSC
www.fsc.org
MIX
Papier | Fördert
gute Waldnutzung
FSC® C083411

Zeitfracht Medien GmbH
Ferdinand-Jühlke-Straße 7
99095 Erfurt, Deutschland
produktsicherheit@kolibri360.de